受験生の皆さんへ

　過去の問題に取り組む目的は、(1)出題傾向(2)出題方式(3)難易度(4)合格点を知り、これからの受験勉強に役立てることにあります。出題傾向などがつかめれば目的は達成したことになりますが、それを一歩深く進めるのが、受験対策の極意です。

　せっかく志望校の出題と取り組むのですから、本番に即した受験対策の場に活用すべきです。では、どうするのか。

　第一は、実際の入試と同じ制限時間を設定して問題に取り組むこと。試験時間が六十分なら六十分以内で挑戦し、時間配分を感覚的に身に付ける訓練です。

　二番目は、きっちりとした正答チェック。正解出来なかった問題は、正解できるまで、徹底的に攻略する心構えが必要です。間違えた場合は、単なるケアレスミスなのか、知識不足が原因のミスなのか、考え方が根本的に間違えていたためのミスなのか、きちんと確認して、必ず正解が書けるようにしておく。

　正答が手元にある過去問題にチャレンジしながら、正解できなかった問題をほったらかしにする受験生もいます。そのような受験生に限って、他の問題集をやっても、間違いを放置したまま、次の問題、次の問題と単に消化することだけに走っているのではないかと思います。過去問題であれ問題集であれ、間違えた問題は、正解できるまで必ず何度も何度も繰り返しチャレンジする。これが必勝の受験勉強法なことをお忘れなく。

入試問題検討委員会

【本書の内容】

1. 本書は過去6年間の問題と解答を収録しています。
2. 英語・化学の問題と解答を収録しています。尚、大学当局より非公表の問題は掲載していません。
3. 現在受験生を指導している、すぐれた現場の先生方による解答解説を掲載しています。
4. 本書は問題の微細な誤りをなくすため、実物の入試問題を大学より提供を受け、そのまま画像化して印刷しています。
   <u>平成31年度、令和2年度の試験問題には、実際の試験時間を入れています。</u>

　尚、本書発行にご協力いただきました先生方に、この場を借り、感謝申し上げる次第です。

目　　次

令和2年度

問題と解説

英　語

問題
(60分)

2年度

問１～問５０の解答を，指定された解答欄にマークせよ。

【　１　】次の英文を読んで，**問１～問１９**に答えよ。番号①～⑧はパラグラフを示す。

(３８点)

① What is pain? It is all too easy to assume that everybody already knows the answer to this question. We've all *stubbed a toe, put a ⌐thumb¬ between hammer and nail, or had a headache. Countless millions (　　　) (　ア　) (　　　) (　　　) (　イ　) (　　　) (　　　) (　　　). Millions of others know about cancer pain and the pain (　ウ　) by treating it. *Intuitively, pain would seem to be implicitly understood but resistant to attempts at description. It may *suffice for many to simply acknowledge that pain *is*, and leave it at that.
(*注　stub a toe : つま先をぶつける　　intuitively : 直観的に言えば　　suffice … : ～で十分である)

② For many others, however, and ⌐not least¬ for the medical community, pain remains *enigmatic, mysterious, and frustrating. The International Association for the Study of Pain (IASP) is a non-profit society founded in 1973 by John Bonica (1917-94). Bonica pioneered research into pain management in the United States after an early career as a professional wrestler that caused his own lifelong ⌐chronic¬ pain conditions. The IASP was to promote pain research in the field of medicine, broadly defined. Its current 'official' definition of pain, and the guiding principle for publications in its journal, *Pain*, is as follows: 'Pain is an unpleasant *sensory and emotional experience associated with actual or potential tissue damage or described in terms of such damage'. For a whole variety of reasons, this definition (　　　) (　　　) (　エ　) (　　　) to (　　　) (　オ　), and (　　　) (　　　).
(*注　enigmatic : 不可解な　　sensory : 感覚上の)

③ Pain is unpredictable and resistant to standards of measurement and treatment. It gets bundled up with confusing social and cultural factors. For those with injuries of various severities, it often appears when it technically shouldn't, and fails to appear when one would have assumed it would. Then there are those (　カ　) suffer with chronic pain, (キ) complaints have been difficult to correlate with any particular injury or *lesion, or even *allusions to such, and for (ク) medication seems to be of no help. Moreover, people complain of pain even where there is no injury. Feelings *hurt*. Hearts *break*. Do such phrases hint at a deeper understanding of how pain works and what pain means? A *multidisciplinary account of pain shows that attempts to fix a definition *belie the fluid nature of pain itself.

(*注　lesion：傷害　　allusions：ほのめかし　　multidisciplinary：多くの専門分野からなる　　belie …：〜に反する)

④ Pain has become one of the most challenging medical mysteries of modern times, in terms of how it works (pain mechanisms), how to treat it (pain management), and what it means (pain experience). Enormous strides have been taken in recent decades [_____A_____]. Contemporary pain specialists *aver a 'biopsychosocial' model of pain, in which the body and mind are bound up with social factors that add up to our collective pain experiences. No account of pain that eliminates any one or more of these three factors — biological, psychological, social — will afford a satisfactory understanding of painful phenomena.

(*注　aver …：自信をもって〜を主張する)

⑤ Yet for most of the modern medical history of pain, the psychological element was abstracted as an irrational modifier of physical signs. All too commonly, chronic pain sufferers had their 'character' called into question because doctors could not find sufficient physical causes of their distress. And if psychological factors were *underplayed or misunderstood, social and cultural factors were, until quite recently, more or less ignored. [_____B_____] is that, throughout history, and all across the world, most sufferers of pain shared a biopsychosocial understanding of their plight, even if they could not quite articulate it as such.

(*注　underplay：あまり重要ではないかのように扱う)

⑥ There is a massive store of knowledge about pain, much of it historical, which helps situate contemporary medical accounts. To understand pain as it is, one must understand the vast possibilities of pain experience. It cannot be reduced *axiomatically because [C   ]. How we communicate－that is, the labels we give to pain－and how we *conceptualize－that is, the ways in which we *see* pain, especially in others－are (   ) (ケ) (   ) in (   ) (コ) (   ) (   ).

(*注　axiomatically：公理のように　　conceptualize：概念化する)

⑦ Both the history of pain and current medical investigations of pain have had to tackle [D   ]. What is it to see pain? What does sympathy or *empathy with pain depend on? Is empathetic pain, in fact, really the same as first-hand pain? These questions are *part and parcel of contemporary approaches to pain that seek continually to *entangle the physical and the emotional, the body and the mind, and the brain and the world.

(*注　empathy：共感　　part and parcel：本質的な部分　　entangle：絡ませる)

⑧ This *holistic focus keeps us grounded in worlds of pain, where expression is as important as, and sometimes a complicating factor to, both experience and a science of sensitivity. It is necessary to look at pain, not only to see what it is in a positive, physiological sense, [E   ]. To see pain, suffering, *anguish, grief is, most of the time, to understand it and to enter into it.

(*注　holistic：全人的療法の　　anguish：苦悩)

問1：以下の各語の下線部の発音の中で, 第①パラグラフ中の [thumb] の下線部の発音と同じ発音のものを1つ選べ。

1. c<u>o</u>mb　　2. c<u>o</u>st　　3. c<u>ou</u>nt　　4. c<u>ou</u>ntry

マーク式解答欄　　1

問2～問3：第①パラグラフ中の下線部 Countless millions （　　　）（　ア　）（　　　）
（　　　）（　イ　）（　　　）（　　　）（　　　）が次の日本文に相当する英文になるように，
それぞれの（　　　）内に最も適切な語を下から選んで入れるとき，（　ア　）～
（　イ　）に入れるべき語を次から選べ。各語は1回ずつ使用のこと。

「数えきれないほど多くの人々が，背中の痛みがどういうものかを知っている」

    1. back　　　　2. have　　　3. is　　　　4. it　　　5. know
    6. pain　　　　7. to　　　　8. what

    問2：（　ア　）に入れるべき語はどれか。　　　　マーク式解答欄　2
    問3：（　イ　）に入れるべき語はどれか。　　　　マーク式解答欄　3

問4：第①パラグラフ中の（　ウ　）に入れるべき最も適切な語句を次から選べ。

    1. be caused

    2. caused

    3. causing

    4. to cause

                    マーク式解答欄　4

問5：第②パラグラフ中の　not least　の最も適切な意味を次から選べ。

    1. especially

    2. for the time being

    3. from time to time

    4. not at all

                    マーク式解答欄　5

問6 : 第②パラグラフ中の chronic の反意語を次から1つ選べ。

    1. acute   2. constant   3. emotional   4. terrible

マーク式解答欄　　6

問7〜問8 : 第②パラグラフ中の下線部 this definition (　　)(　　)(エ)(　　) to (　　)(オ), and (　　)(　　) が次の日本文に相当する英文になるように，それぞれの (　　) 内に最も適切な語を下から選んで入れるとき，(エ)〜(オ) に入れるべき語を次から選べ。各語は1回ずつ使用のこと。

「この定義は不十分で誤解を招くものですらあると，多くの人に思われている」

    1. be   2. by   3. even   4. inadequate
    5. is   6. many   7. misleading   8. thought

問7 : (エ) に入れるべき語はどれか。   マーク式解答欄　　7
問8 : (オ) に入れるべき語はどれか。   マーク式解答欄　　8

問9〜問11 : 第③パラグラフ中の下線部 (カ)(キ)(ク) にいれるべき最も適切な語はどれか。以下から選べ。各語は1回ずつ使用のこと。

    1. who   2. whom   3. whose

問9 : (カ) に入れるべき語はどれか。   マーク式解答欄　　9
問10 : (キ) に入れるべき語はどれか。   マーク式解答欄　10
問11 : (ク) に入れるべき語はどれか。   マーク式解答欄　11

問12～16：本文中の[　　A　　]～[　　E　　]に入れるべき最も適切な表現を次から選べ。各表現は1回ずつ使用せよ。ただし，文頭に来る語もすべて小文字にしている。

1. but also in order to reflect on what we commonly know about it
2. concerning our understanding of both physical and emotional pain
3. it is always contextually situated
4. the question of how we conceive, understand, and experience the pain of others
5. what makes this surprising

問12：[　　　A　　　]に入れるべき表現はどれか。　マーク式解答欄 12

問13：[　　　B　　　]に入れるべき表現はどれか。　マーク式解答欄 13

問14：[　　　C　　　]に入れるべき表現はどれか。　マーク式解答欄 14

問15：[　　　D　　　]に入れるべき表現はどれか。　マーク式解答欄 15

問16：[　　　E　　　]に入れるべき表現はどれか。　マーク式解答欄 16

問17～問18：第⑥パラグラフ中の下線部 (　　　)(ケ)(　　　) in (　　　)(コ)(　　　)(　　　) が次の日本文に相当するように，それぞれの(　　　) に最も適切な語(句)を下から選んで入れるとき,(ケ)～(コ)に入れるべき語(句)を次から選べ。各語（句）は1回ずつ使用のこと。

「痛みがどのように経験されるかにとって非常に重要である」

1. essential　　2. experienced　　3. is　　4. to
5. pain　　6. the ways　　7. which

問17：(ケ)に入れるべき語（句）はどれか。　マーク式解答欄 17

問18：(コ)に入れるべき語（句）はどれか。　マーク式解答欄 18

問19：本文の内容と一致している最も適切な文の組み合わせを次から選べ。

ア　さまざまな程度の傷害を持った人々の痛みは，規則的に表れる。

イ　痛みは現代における最も難しい医学的謎の1つとなっている。

ウ　痛みの心理学的要素に関しては，現代医学の歴史の中でも正しく考慮されてきた。

エ　IASP の創始者であるジョン・ボニカは元プロのサッカー選手で，足の痛みに悩まされていた。

オ　痛みという現象を満足のいく形で理解するためには，生物学的，心理学的，社会的要因の理解が必要である。

カ　痛みの一般に通用している「公式の」定義では，身体的ダメージよりは社会的ダメージのほうが強調されている。

1. アイ　　2. アウ　　3. アカ　　4. イウ　　5. イオ　　6. イカ

7. ウオ　　8. エオ　　9. オカ

マーク式解答欄　19

（出典：Rob Boddice, *Pain* ）

【 2 】次の英文はインタビュー記事の一部である。これを読んで，**問20〜問28**
に答えよ。　　　　　　　　　　　　　　　　　　　　　　　　　　（18点）

Fareed Zakaria: In 2000, India had just 20 million Internet users. Last year, it had
462 million Internet users and climbing. By 2025, the *pool of Indian Internet users
is projected to grow to more than 850 million. [＿＿＿A＿＿＿]

　Well, most of these users are coming to the Internet via smartphones, which are
extremely cheap in India, as is data. How could this phenomenon change the
country and the world? Here to tell us is Ravi Agrawal, a former "GPS" senior
producer who is now the managing editor of *Foreign Policy* and the author of the
new book *India Connected*.

　So, Ravi, first, the *breadth of the scale of this shift is extraordinary. I mean some
of those…the statistics I've seen said two years ago India was 150th in…in cellular
*bandwidth consumption in the world; now it's number one, higher than China,
higher than the United States. Why is that?

(*注　pool：集団　　breadth：幅の広さ　　bandwidth consumption：（一定時間内に
送受信される）通信量)

Ravi Agrawal: Well, it's all because of the smartphone. And so, if you look at India,
say, 10, 15 years ago, the only way to get online would be to have a *PC and a
*landline, which is how Americans were getting online in those days. But only 2
percent of Indians had PCs in the year 1999. So if you look at that *trajectory,
Indians were never going to get online in a mass way if it was only for computers or
*wireless.

　But the (＿＿1＿＿) that we've seen in America is a revolution in India. And that's
because of cheap smartphones that are reaching hundreds of millions of people.
That's getting them online. [＿＿＿B＿＿＿] This is their first camera, their first
alarm clock, their first video device—all of that in one device, and that's why it is as
powerful as it is.

(*注　PC = personal computer　　landline：固定電話回線　　trajectory：軌跡
wireless：無線通信)

Zakaria: A lot of things the smartphone will do will allow India to *leapfrog over old models, Western models, American models, right? So, for example, Indians will essentially skip the *laptop and go directly to the phone as the computer, as the *portal to the Internet.

(*注　leapfrog over … : 〜を飛び越す　　laptop : ノートパソコン　　portal : 入り口)

Agrawal: (　2　). And so, Indians weren't really using credit cards, for example. Now, they don't need to, because so many of them are taking their business and their shopping online.

India's still a very poor country. It is still mostly rural. It is still a place that has 300 million *illiterate people, who can now speak to their phone, and the phone can speak back to them. [　　C　　] These are all things that are revolutionary and only happening because of a smartphone revolution.

(*注　illiterate : 読み書きのできない)

Zakaria: There's one other element to India that is (3)kind of unusual, which is that the government has created really the first *biometric ID system. So every Indian has a biometric ID, this random, computer-generated series of *digits. And what it means is, a banker in India was telling me, the online-banking system in India is faster than anywhere else in the world. [　　D　　]

(*注　biometric ID system : 生体認証 ID システム　　digits : 数字)

Agrawal: Yeah. This digital ID system, the biometric system—it is often connected to bank accounts and it allows people to have a form of (　4　) that they didn't have before that essentially says, "I am me." And it allows it to then connect to various other services in a way that is…is really remarkable.

問２０〜問２３：本文中の　[　　A　　]〜[　　D　　]　に入れるべき最も適切な表現を次から選べ。各表現は１回ずつ使用せよ。

    1. And it's more than just a phone.

    2. He can set up an account in three minutes flat in India.

    3. They can watch videos.

    4. Why is this happening?

問２０：[　　A　　]　に入れるべき語はどれか。　　　マーク式解答欄　２０

問２１：[　　B　　]　に入れるべき語はどれか。　　　マーク式解答欄　２１

問２２：[　　C　　]　に入れるべき語はどれか。　　　マーク式解答欄　２２

問２３：[　　D　　]　に入れるべき語はどれか。　　　マーク式解答欄　２３

問２４：本文中の（　１　）に入れるべき最も適切な語を次から選べ。

    1. evolution　　　2. inconvenience　　3. recession　　4. satisfaction

マーク式解答欄　２４

問２５：本文中の（　２　）に当てはまらない語を次から１語選べ。

    1. Absolutely　　　2. Exactly　　3. No　　4. Yes

マーク式解答欄　２５

問２６：下線部(3)<u>kind of</u> の意味として最も適切なものを次から選べ。

    1. completely   2. hardly   3. never   4. somewhat

マーク式解答欄　２６

問２７：本文中の（　４　）に入れるべき最も適切な語を次から選べ。

    1. conference   2. electricity   3. identification   4. money

マーク式解答欄　２７

問２８：本文の内容と一致しているものを次から１つ選べ。

1. インドでは，昔から多くの人がクレジット・カードを使っている。
2. インドの場合，スマホで使用されているのは電話機能のみである。
3. インドでインターネット利用が爆発的に伸びたのは，スマホが普及したからである。
4. 現在，携帯電話の通信量は，世界で中国が最も多い。
5. 10～15 年前のインドでは，アメリカと違って，PC からでないとインターネットを利用できなかった。

マーク式解答欄　２８

（出典："India's Internet Explosion." *English Express* Apr. 2019.）

【 3 】　次の英文を読んで，**問２９～問４４**に答えよ。番号①～⑫はパラグラフを示す。　　　　　　　　　　　　　　　　　　　　　　　　　　　　　　（３２点）

① It didn't start out as an Olympic dream. Back in elementary school, we were a pair of *overweight, *uncoordinated twins. When teams were chosen, it didn't (　A　) if the game was baseball or dodge ball, we were always last to be picked.
 (*注　overweight：太り過ぎの　　　uncoordinated：動作がぎこちない)

② It was so bad, our gym teacher said to us one day, "Penny and Vicky, you have been chosen, along with four other kids, to miss music class and go to *remedial gym." This was because (　1　) of us could catch or throw a ball. We were totally *mortified.
 (*注　remedial：補習の　　　mortified：屈辱を感じる)

③ Although this *humiliation *whittled away at our *self-esteem, we continued to try other sports and activities outside of school. At age eight we discovered synchronized swimming. It was as if the sport (　2　) chosen us; we found we had a natural talent for it, and we loved it. It was an ideal sport for *identical twins: The goal was to swim like mirror images with perfect synchronization. We had an advantage since we were as strong as each other, had identical arm and leg angles and the same sense of timing. We looked so identical that in one photograph even we couldn't tell who was who. At one competition, a little girl said, "(　B　), Mommy, they're wearing the same face!"
 (*注　humiliation：屈辱　　　whittle away at ...：～を少しずつ減らす
 self-esteem：自尊心　　　identical twins：一卵性双生児)

④ As youngsters, we were inspired to follow in the footsteps of our role models, the National Duet champions—also twins. We passionately loved working with other swimmers and our coaches and we worked incredibly hard. As twins, we were on the same wavelength; we had shared values and implicit trust.

⑤ At our first Nationals, we placed 24th out of 28 competitors. There we saw how great the best swimmers were, so we set our sights higher and worked toward one common goal. We rose to 6th place the following year, and then to National Junior Champions the next. <u>Subsequent victories (3   ) us to travel all over the world,</u> and our dream to participate in the Olympics was born.

⑥ We achieved many of our goals, becoming seven-time Canadian Synchronized Swimming Duet champions, world champions in team, and the first duet in the world to ever receive a perfect mark of "10".

⑦ <u>But (4   ) our great disappointment,</u> the 1980 Olympic Games *eluded us when they were boycotted by many countries, including Canada. And then in 1984, we didn't make the team. After fourteen years of training and striving, we had to (C   ) that our Olympic dream would remain out of reach. We retired from swimming to finish our degrees at McGill University.

(*注　elude：すり抜ける)

⑧ Then one day five years later, while watching a synchro competition, we both experienced an unexpected sensation. Penny leaned over and whispered: "What if we tried one more time? What do you think about *shooting for '92?" My eyes opened wide as one eyebrow lifted slightly. We suddenly realized our Olympic dream was still alive, and <u>we could no (5   ) ignore it.</u> On April Fool's Day 1990, we decided to make an unprecedented comeback and shoot for the 1992 Olympics. We were afraid to announce our plans in case we didn't ｜ make it ｜, but in the end, we were more afraid of not trying and having to live with the thought of *What if?*

(*注　shoot for …：〜を目指す)

⑨ Everyone said it would be impossible, but our intense desire provided the energy we needed to *persevere. We had only two years to get back in shape, only two years to become among the best in the world. (＿＿)（ ア ）(＿＿) ever (＿＿) (＿＿) after（ イ ）(＿＿), especially not at the age of twenty-seven!

(*注　persevere：根気よくやり直す)

⑩ We weren't eligible for any funding, so we both maintained full-time jobs and trained five hours every day after work. We still had to support ourselves and fund all our travel to international competitions. For two full years we maintained that *grueling schedule without ever knowing whether we'd make it.

　(*注　grueling：厳しい)

⑪ Thankfully, we had four dedicated coaches who poured their souls into helping us achieve our dream. Though pushed to our physical limits during training (we had to make up for the five years off), we still loved it. Sometimes we laughed so hard with our head coach, Julie, we ran out of air and ended up sinking to the bottom of the pool. Julie helped us to (　　D　　) believing in ourselves.

⑫ When the day of the Olympic trials finally came, we were confident but nervous. We could hardly (　　E　　) as we waited after the finals to hear our marks. When they were announced, we jumped up and down, hugging each other: We had won (　6　) 0.04!

問２９～問３３：本文中の(　Ａ　)～(　Ｅ　)に入れるべき最も適切な語を次から選べ。各語は１回ずつ使用せよ。ただし，文頭に来る語もすべて小文字にしている。

　1. accept　　2. breathe　　3. continue　　4. look　　5. matter

　　問２９：(　Ａ　)に入れるべき語はどれか。　　マーク式解答欄　２９
　　問３０：(　Ｂ　)に入れるべき語はどれか。　　マーク式解答欄　３０
　　問３１：(　Ｃ　)に入れるべき語はどれか。　　マーク式解答欄　３１
　　問３２：(　Ｄ　)に入れるべき語はどれか。　　マーク式解答欄　３２
　　問３３：(　Ｅ　)に入れるべき語はどれか。　　マーク式解答欄　３３

問34～問39：本文中の(1)～(6)を含んだ表現が，それぞれ次の日本文に相当するように，それぞれの( )内に最も適切な語を下から選べ。

問34 : (1) of us could catch or throw a ball

「私達のどちらもボールを受けたり投げたりできなかった」

    1. both   2. either   3. neither   4. no

マーク式解答欄　34

問35 : It was as if the sport (2) chosen us

「それはまるでそのスポーツが私達を選んだかのようだった」

    1. did   2. had   3. were   4. would

マーク式解答欄　35

問36 : Subsequent victories (3) us to travel all over the world

「その後の勝利のおかげで私達は世界中を遠征することができた」

    1. allowed   2. could   3. made   4. thanked

マーク式解答欄　36

問37 : But (4) our great disappointment,

「しかし，私達がとてもがっかりしたことには,」

    1. also   2. for   3. on   4. to

マーク式解答欄　37

問３８：<u>we could no（　5　）ignore it</u>

「私達はもはやそれを無視できなくなっていた」

    1. later　　　　2. longer　　　　3. shorter　　　　4. sooner

マーク式解答欄　３８

問３９：<u>We had won（　6　）0.04!</u>

「私達は 0.04 の点差で勝ったのだった！」

    1. by　　　　2. in　　　　3. to　　　　4. with

マーク式解答欄　３９

問４０：第⑧パラグラフ中の　make it　の意味として最も適切なものを次から選べ。

    1. dedicate　　　2. get money　　　3. make a journey　　　4. succeed

マーク式解答欄　４０

問４１～問４２：第⑨パラグラフ中の下線部（　　　）（　ア　）（　　　）ever（　　　）（　　　）after（　イ　）（　　　），が次の日本文に相当する英文になるように，それぞれの（　　　）内に最も適切な語（句）を下から選んで入れるとき，（　ア　）～（　イ　）に入れるべき語（句）を次から選べ。各語（句）は１回ずつ使用のこと。文頭に来る語（句）も小文字で始めている。

「水泳選手の中で，５年間休んだ後に復帰した人はそれまで一人もいなかった」

    1. absence　　　　2. back　　　　3. come　　　　4. a five-year
    5. had　　　　　　6. no　　　　　7. swimmer

問41： （　ア　）に入れるべき語（句）はどれか。　　マーク式解答欄　41

問42： （　イ　）に入れるべき語（句）はどれか。　　マーク式解答欄　42

問43： パラグラフ①〜⑥の内容と一致しているものを次から1つ選べ。

1. The twins were good at sports when they were elementary school students.
2. The twins' gym teacher recommended synchronized swimming to them.
3. The twins had an advantage since they were physically strong.
4. The National Duet champions whose example the twins followed were also twins.

マーク式解答欄　43

問44： パラグラフ⑦〜⑫の内容と一致しているものを次から1つ選べ。

1. The twins boycotted the 1980 Olympic Games for a political reason.
2. The twins decided to restart their practice for the Olympic Games two years before the 1992 Olympics.
3. The twins quit their jobs and concentrated on the training for the Olympics.
4. During the training for the 1992 Olympics, the twins were pushed to their physical limits in order to make up for the two years of absence of training.

マーク式解答欄　44

（出典：Penny and Vicky Vilagos, "Together, Achieving Our Olympic Dream," *Chicken Soup for the Soul*)

【4】問４５～問５０：次の英文中の下線部(A)～(C)が，意味をなす英語になるように，最も適切な語（句）をそれぞれの選択肢から選んですべての（　　　）を埋めるとき，（　ア　）～（　カ　）に入れるべき語（句）はどれか。各語（句）の番号を答えよ。各語（句）は１回ずつ使用せよ。ただし，文頭に来る語も小文字にしている。（１２点）

　　The American psychologist Paul Rozin estimates that about a quarter of the world's population eats *chilli peppers, (A)(　　　) (　　　) (　ア　) (　　　) (　　　) (　イ　) (　　　) (　　　). In many countries there are hot chilli eating contests and there is even a world championship. The most challenging chilli pepper of all is the Dorset Naga variety that measures 1.5 million *Scoville Heat Units, the scale in which hot chilli is scored. Rozin studied how we come to like eating such a painful food. He found that in a Mexican village, children aged between two and six years old (B)(　　　) (　ウ　) (　　　) (　　　) (　エ　) (　　　) in their food, though not forced to eat it if they did not like it. By the age of five to eight the initial negative reaction to chilli had reversed and children voluntarily added hot sauce. (C)(　　　) (　　　) (　オ　) (　　　) (　　　) (　カ　) (　　　) (　　　). These could include copying parents, peer pressure, and thrill seeking: eating hot chilli may be *akin to bungee jumping or roller-coaster riding. At the same time hot chilli may *elicit the production of *endogenous opiates to turn the pain into pleasure, and by causing *salivation might make dry food easier to chew.

(*注　chilli peppers：トウガラシ　　　Scoville Heat Units：辛さの単位（SHU）
akin to…：～と似ている　　　elicit：引き出す　　　endogenous opiates：内因性鎮静物質　　　salivation：唾液の分泌)

問４５～問４６：

(A) (　　　) (　　　) (　ア　) (　　　) (　　　) (　イ　) (　　　) (　　　).

　　1. eating　　　　2. hot chilli　　　3. in spite　　　4. is
　　5. of　　　　　　6. painful　　　　7. that　　　　8. the fact

問45： （ ア ）に入れるべき語 (句) はどれか。　マーク式解答欄　45

問46： （ イ ）に入れるべき語 (句) はどれか。　マーク式解答欄　46

問47～問48：

(B) (　　　)(ウ)(　　　)(　　　)(エ)(　　　)

1. amounts　　　　2. given　　　　3. gradually increasing
4. hot chilli　　　　5. of　　　　6. were

問47： （ ウ ）に入れるべき語 (句) はどれか。　マーク式解答欄　47

問48： （ エ ）に入れるべき語 (句) はどれか。　マーク式解答欄　48

問49～問50：

(C) (　　　)(　　　)(オ)(　　　)(　　　)(カ)(　　　)(　　　).

1. a number　　　2. contribute　　　3. may　　　4. of
5. psychological influences　　6. reversal　　7. this remarkable　　8. to

問49： （ オ ）に入れるべき語 (句) はどれか。　マーク式解答欄　49

問50： （ カ ）に入れるべき語 (句) はどれか。　マーク式解答欄　50

(出典：John Krebs. *Food: A Very Short Introduction*.)

『以　上』

化　学

問題

（60分）

2年度

問1〜問25の解答を，指定された解答欄にマークせよ。

必要があれば，次の数値を用いよ。

原子量：H＝1.0，　C＝12，　N＝14，　O＝16，　Na＝23，　Al＝27，　S＝32，
　　　　Cd＝112
気体定数：8.3×10^3 Pa·L/(K·mol)
セルシウス温度目盛りのゼロ点　0 ℃：273 K
標準状態：0 ℃，1.013×10^5 Pa
ファラデー定数：9.65×10^4 C/mol
標準状態での理想気体のモル体積：22.4 L/mol

『余　白』

1   次の問い (**問1～問6**) に答えよ。   (28点)

問1　非共有電子対を持つ分子のみをすべて含む組み合わせはどれか。

マーク式解答欄　**1**

(a)　CH_4

(b)　NH_3

(c)　$H_2C = CH_2$

(d)　CH_3Cl

(1)　[(a)]	(2)　[(b)]	(3)　[(c)]
(4)　[(d)]	(5)　[(a), (b)]	(6)　[(a), (c)]
(7)　[(a), (d)]	(8)　[(b), (c)]	(9)　[(b), (d)]
(10)　[(c), (d)]		

『余　白』

問2　二酸化炭素，水，エタノールを，各成分元素の単体からつくる反応は，次の熱化学方程式で表される。エタノール（液体）の燃焼熱〔**kJ/mol**〕として，最も近い値はどれか。

$$C \text{ (黒鉛) } + O_2 \text{ (気) } = CO_2 \text{ (気) } + 394\,kJ$$

$$H_2 \text{ (気) } + \frac{1}{2} O_2 \text{ (気) } = H_2O \text{ (液) } + 286\,kJ$$

$$2C \text{ (黒鉛) } + 3H_2 \text{ (気) } + \frac{1}{2} O_2 \text{ (気) } = C_2H_5OH \text{ (液) } + 278\,kJ$$

(1)　　402　　　　(2)　　653　　　　(3)　　680
(4)　　1082　　　(5)　　1090　　　(6)　　1368
(7)　　1646　　　(8)　　1924　　　(9)　　1940
(10)　2226

『余　白』

問3 金属の結晶格子に関する次の記述のうち，正しいもののみをすべて含む組み合わせはどれか。

マーク式解答欄 **3**

(a) 体心立方格子と面心立方格子の配位数（1個の原子に隣接する原子の数）は同じである。
(b) 面心立方格子と六方最密構造の単位格子に含まれる原子の数は等しい。
(c) 面心立方格子と六方最密構造の充填率（単位格子の体積に占める原子の体積の割合）は同じである。
(d) 下図は体心立方格子を表している。

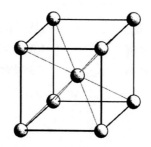

(1) [(a), (b)]	(2) [(a), (c)]	(3) [(a), (d)]
(4) [(b), (c)]	(5) [(b), (d)]	(6) [(c), (d)]
(7) [(a), (b), (c)]	(8) [(a), (b), (d)]	(9) [(a), (c), (d)]
(10) [(b), (c), (d)]		

『余 白』

問4 硫酸は，工業的には接触法によって下図の工程で製造される。次の記述のうち，正しいもののみをすべて含む組み合わせはどれか。

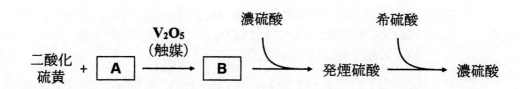

(a) 物質 **B** の製造に必要な物質 **A** は，酸素である。

(b) 物質 **B** には，分子中に酸化数＋4 の硫黄原子が含まれる。

(c) 二酸化硫黄 SO_2 や物質 **B** は大気汚染物質であり，酸性雨の原因の1つである。

(d) 上図の工程で製造された濃硫酸を用いて希硫酸を調製する場合，濃硫酸に水を少しずつ加えていく。

(1) [(a), (b)]	**(2)** [(a), (c)]	**(3)** [(a), (d)]
(4) [(b), (c)]	**(5)** [(b), (d)]	**(6)** [(c), (d)]
(7) [(a), (b), (c)]	**(8)** [(a), (b), (d)]	**(9)** [(a), (c), (d)]
(10) [(b), (c), (d)]		

『余　白』

問5　［ア］〜［ウ］は，私たちの身のまわりにある無機物質を利用した固体材料についての記述である。それぞれの記述にあてはまる固体材料として正しい組み合わせはどれか。

［ ア ］：けい砂（主成分：二酸化ケイ素 SiO_2）を主原料とし，炭酸ナトリウム Na_2CO_3 や炭酸カルシウム $CaCO_3$ などを加えて作製する。窓ガラスや多くの瓶に用いられている。

［ イ ］：純粋な二酸化ケイ素 SiO_2 のみで作られる。実験器具や光学レンズ，光ファイバーなどに利用されている。

［ ウ ］：炭化ケイ素 SiC や窒化ケイ素 Si_3N_4 などの高純度無機物質を，精密な温度や時間管理のもとに焼き固めたものであり，自動車のエンジン部品や耐熱材料に用いられている。

	［ ア ］	［ イ ］	［ ウ ］
(1)	石英 (シリカ) ガラス	ホウケイ酸ガラス	モルタル
(2)	石英 (シリカ) ガラス	ホウケイ酸ガラス	ファインセラミックス
(3)	石英 (シリカ) ガラス	ソーダ石灰ガラス	セメント
(4)	鉛ガラス	ソーダ石灰ガラス	モルタル
(5)	鉛ガラス	石英 (シリカ) ガラス	ファインセラミックス
(6)	鉛ガラス	ソーダ石灰ガラス	セメント
(7)	ソーダ石灰ガラス	石英 (シリカ) ガラス	モルタル
(8)	ソーダ石灰ガラス	石英 (シリカ) ガラス	ファインセラミックス
(9)	ソーダ石灰ガラス	ホウケイ酸ガラス	セメント

『余　白』

問6 試料水溶液を蒸留水で正確に **10** 倍に希釈するため，以下の操作を行った。これらの操作に関する下記の記述のうち，正しいもののみをすべて含む組み合わせはどれか。

マーク式解答欄 **6**

(i) <u>器具 **A**</u> を用いて，試料水溶液を正確に **20 mL** はかりとり，(ii) <u>メスフラスコ</u>（容量 **200 mL**）に入れた。メスフラスコの (iii) <u>標線まで蒸留水を加え</u>，よく混合した。

(a) 下線部（i）に関して，器具 **A** としてはホールピペットを用いる。
(b) 下線部（i）に関して，器具 **A** は，蒸留水で洗浄したのち，濡れたまま用いる。
(c) 下線部（ii）に関して，メスフラスコは，蒸留水で洗浄したのち，加熱乾燥して用いる。
(d) 下線部（iii）に関して，液面の底が標線に合うように蒸留水を加える。

(1) [(a), (b)]　　(2) [(a), (c)]　　(3) [(a), (d)]
(4) [(b), (c)]　　(5) [(b), (d)]　　(6) [(c), (d)]
(7) [(a), (b), (c)]　　(8) [(a), (b), (d)]　　(9) [(a), (c), (d)]
(10) [(b), (c), (d)]

『余 白』

2 次の問い（**問7〜問10**）に答えよ。 （20点）

問7 次の異性体の数に関する記述において，[**X**]，[**Y**]にあてはまる数字の正しい組み合わせはどれか。

$C_4H_{10}O$ の異性体のうちアルコールは，立体異性体も含めると [**X**] 種類ある。

C_5H_{10} の異性体のうちアルケンは，幾何異性体も含めると [**Y**] 種類ある。

	[X]	[Y]
(1)	4	5
(2)	4	6
(3)	4	8
(4)	5	5
(5)	5	6
(6)	5	8
(7)	6	5
(8)	6	6
(9)	6	8

『余 白』

問8 界面活性剤に関する次の記述のうち，正しいもののみをすべて含む組み合わせはどれか。

(a) 界面活性剤は，分子中に疎水基と親水基をもつ。
(b) 界面活性剤は，水の表面張力を低下させる。
(c) 界面活性剤は，一定濃度以上になるとミセルを形成する。
(d) セッケンは，Na^+ や K^+ を多く含む水溶液中では泡立ちが悪くなる。

(1) [(a),(b)]　　(2) [(a),(d)]　　(3) [(b),(c)]
(4) [(c),(d)]　　(5) [(a),(b),(c)]　　(6) [(a),(b),(d)]
(7) [(a),(c),(d)]　　(8) [(b),(c),(d)]　　(9) [(a),(b),(c),(d)]

『余　白』

問9 下の図は，*p*－ヒドロキシアゾベンゼンの合成経路を示したものである。
　　　　［ア］〜［エ］にあてはまる語句として，正しい組み合わせはどれか。

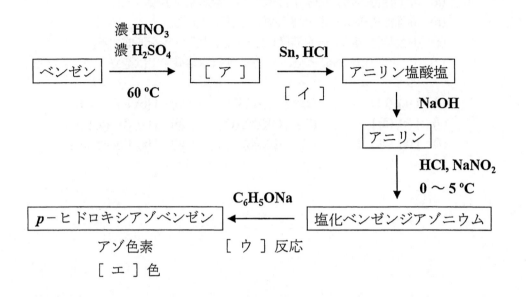

	［ア］	［イ］	［ウ］	［エ］
(1)	ニトロベンゼン	酸化	ヒドロキシル化	黒
(2)	ニトロベンゼン	酸化	ジアゾ化	橙赤
(3)	ニトロベンゼン	還元	ジアゾカップリング	赤紫
(4)	ニトロベンゼン	還元	ジアゾカップリング	橙赤
(5)	ニトロベンゼン	還元	ジアゾ化	赤紫
(6)	ベンゼンスルホン酸	酸化	ヒドロキシル化	赤紫
(7)	ベンゼンスルホン酸	酸化	ジアゾカップリング	橙赤
(8)	ベンゼンスルホン酸	酸化	ジアゾカップリング	黒
(9)	ベンゼンスルホン酸	還元	ジアゾ化	赤紫
(10)	ベンゼンスルホン酸	還元	ヒドロキシル化	黒

問10　糖類に関する次の記述のうち，正しいもののみをすべて含む組み合わせはどれか。

マーク式解答欄　10

(a) グルコースは，フェーリング液中で加熱すると，赤色沈殿を生じる。

(b) フルクトースの水溶液に塩化鉄（Ⅲ）$FeCl_3$ 水溶液を加えると，青～紫色を呈する。

(c) スクロースを構成する2種類の単糖は，互いに立体異性体である。

(d) マルトース1分子を加水分解すると，2分子のグルコースが得られる。

(1) [(a), (b)]	(2) [(a), (c)]	(3) [(a), (d)]
(4) [(b), (c)]	(5) [(b), (d)]	(6) [(c), (d)]
(7) [(a), (b), (c)]	(8) [(a), (b), (d)]	(9) [(a), (c), (d)]
(10) [(b), (c), (d)]		

『余　白』

3 次の記述を読んで，問い（**問11〜問14**）に答えよ。 （20点）

　　窒素や酸素などの溶解度の小さい気体では，「温度が一定ならば，一定量の溶媒に溶ける気体の質量（あるいは物質量）は，その気体の圧力に比例する」という［ ア ］が成立する。

　　溶解度の小さい気体 **X** について，温度 30 ℃，圧力 $1.0×10^5$ Pa の条件で水に溶解して平衡状態になったとき，水に溶けた気体 **X** の物質量は水 **1.0 L** あたり $2.0×10^{-3}$ mol であった。

　　次に，図1に示すようにピストンがついた容器に **2.0 L** の水と $2.0×10^{-2}$ mol の気体 **X** のみを入れ，ピストンを上下させた。気体 **X** は理想気体としてふるまい，水蒸気圧は無視できるものとして，以下の問いに答えよ。

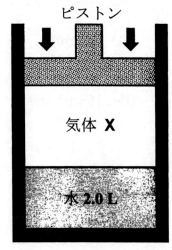

図1

問11　［ ア ］にあてはまる語句として正しいのはどれか。

マーク式解答欄　**11**

  (1) ボイルの法則　　　**(2)** アボガドロの法則
  (3) ヘンリーの法則　　　**(4)** ファントホッフの法則

問12 図1において，温度を 30 ℃ に保ち，1.0×10^{-2} mol の気体 X を水に溶解させたとき，容器内の気体 X が示す圧力〔Pa〕はいくらか。最も近い値を選べ。

マーク式解答欄　**1 2**

(1)　5.0×10^4　　(2)　1.0×10^5　　(3)　2.5×10^5　　(4)　5.0×10^5

(5)　7.5×10^5　　(6)　1.0×10^6　　(7)　2.5×10^6　　(8)　5.0×10^6

『余　白』

問13 図1において，温度を **30 ℃** に保ち，気体 **X** の圧力が 1.5×10^5 **Pa** になるようにピストンを調整すると，水に溶けずに残っている気体 **X** の体積〔**L**〕はいくらか。最も近い値を選べ。

マーク式解答欄 **13**

(1) 0.10 (2) 0.15 (3) 0.23 (4) 0.34
(5) 0.46 (6) 0.58 (7) 0.69 (8) 0.80

『余 白』

問14 気体 **X** は，温度が低くなると溶解度が大きくなる。［ イ ］によれば，温度が低くなると平衡反応は［ ウ ］の方向に進行するので，気体 **X** の溶解熱の値は［ エ ］である。［ イ ］～［ エ ］にあてはまる語句として正しい組み合わせはどれか。

マーク式解答欄　**14**

	［イ］	［ウ］	［エ］
(1)	ルシャトリエの原理	発熱反応	正
(2)	シャルルの法則	発熱反応	正
(3)	ルシャトリエの原理	吸熱反応	正
(4)	シャルルの法則	吸熱反応	正
(5)	ルシャトリエの原理	発熱反応	負
(6)	シャルルの法則	発熱反応	負
(7)	ルシャトリエの原理	吸熱反応	負
(8)	シャルルの法則	吸熱反応	負

『余　白』

4 次の記述を読んで，問い（**問15〜問18**）に答えよ。　　　（21点）

　アルミニウム **Al** は，周期表 **13** 族に属する典型元素である。**Al** 原子は **3** 個の価電子をもつため，**3** 価の陽イオンになりやすい。

　Al の単体は，以下の工程により工業的に製造される。まず，原料鉱石の ［ ア ］ を加熱した濃水酸化ナトリウム水溶液に溶かし，不純物を取り除くことで ［ イ ］ を得る。この ［ イ ］ に氷晶石（**Na_3AlF_6**）を混ぜ，炭素電極を用いて約 **1000 ℃** で ［ ウ ］ を行うことで，陰極から融解状態の **Al** の単体が得られる。

　陽極では以下の反応式に従い，二酸化炭素および一酸化炭素が発生する。

$$2O^{2-} + C \rightarrow CO_2 + 4e^-$$
$$O^{2-} + C \rightarrow CO + 2e^-$$

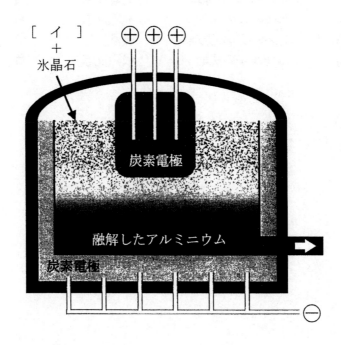

問15 文中の［ア］～［ウ］にあてはまる語句として正しい組み合わせはどれか。

マーク式解答欄　**15**

	［ア］	［イ］	［ウ］
(1)	アルミナ	ボーキサイト	電解精錬
(2)	アルミナ	コークス	溶融塩電解
(3)	アルミナ	コークス	電解精錬
(4)	ボーキサイト	コークス	溶融塩電解
(5)	ボーキサイト	アルミナ	電解精錬
(6)	ボーキサイト	アルミナ	溶融塩電解
(7)	コークス	アルミナ	電解精錬
(8)	コークス	ボーキサイト	溶融塩電解
(9)	コークス	ボーキサイト	電解精錬

問16 アルミニウムの化学的性質に関する次の記述のうち，正しいもののみをすべて含む組み合わせはどれか。

マーク式解答欄　**16**

(a) 単体の **Al** は，強塩基の水溶液と反応して水素を発生するが，酸とは反応しない。

(b) 単体の **Al** は，濃硝酸によく溶ける。

(c) **Al** 粉末と酸化鉄（Ⅲ）の混合物に点火すると，多量の熱を発生して，融解した鉄の単体が得られる。

(d) Al^{3+} を含む水溶液の電気分解によっても単体の **Al** が効率良く得られる。

(1) ［(a)］	**(2)** ［(b)］	**(3)** ［(c)］
(4) ［(d)］	**(5)** ［(a), (b)］	**(6)** ［(a), (c)］
(7) ［(a), (d)］	**(8)** ［(b), (c)］	**(9)** ［(b), (d)］
(10) ［(c), (d)］		

問17 アルミニウム 1080 kg をつくるのに必要な電気量〔C〕はいくらか。最も近い値を選べ。

マーク式解答欄　**17**

(1)　3.9×10^6　　　　(2)　1.2×10^7　　　　(3)　3.5×10^7

(4)　3.1×10^8　　　　(5)　3.9×10^9　　　　(6)　1.2×10^{10}

(7)　3.5×10^{10}　　　(8)　3.1×10^{11}

『余　白』

問18　陽極において，二酸化炭素と一酸化炭素の混合気体が標準状態で$4.48×10^3$ L 発生した。この混合気体中の，二酸化炭素と一酸化炭素の物質量比は 1：4 であった。このとき得られたアルミニウムの質量〔kg〕はいくらか。最も近い値を選べ。ただし，流れた電流は全て使用されたものとし，得られた気体は理想気体としてふるまうものとする。

マーク式解答欄　**18**

(1)	1.80	(2)	4.32	(3)	5.93
(4)	6.48	(5)	10.8	(6)	13.0
(7)	42.3	(8)	105			

『余　白』

5 金属イオンに関する次の問い（**問19～問21**）に答えよ。　　（15点）

問19　4つのアンモニアが配位し，平面の正方形をした錯イオンを形成する金属
イオンと，その錯イオンが示す色の組み合わせとして正しいものはどれか。

マーク式解答欄　**19**

	金属イオン	錯イオンの色
(1)	Cu^{2+}	無色
(2)	Cu^{2+}	深青色
(3)	Fe^{3+}	淡黄色
(4)	Fe^{3+}	黄色
(5)	Ag^{+}	無色
(6)	Ag^{+}	黒色
(7)	Zn^{2+}	無色
(8)	Zn^{2+}	深青色

『余　白』

問20　4.70×10^{-10} mol/L の Cd^{2+} を含む溶液 200 mL に硫化水素ガス H_2S を十分に通じたところ，黄色の沈殿が生じた。この溶液中の S^{2-} 濃度を 3.00×10^{-10} mol/L に保ったとき，生じた沈殿の質量〔g〕は理論上いくらか。最も近い値を選べ。

ただし，硫化カドミウム CdS の溶解度積を 2.10×10^{-20} (mol/L)^2 とする。操作を通じて溶液の体積や温度，圧力は変化しないものとし，沈殿の水和による溶解は無視できるものとする。H_2S の電離は下記の式に完全に従うものとし，HS^- の寄与は考えなくてよい。

$$H_2S \rightleftharpoons 2H^+ + S^{2-}$$

マーク式解答欄　**20**

(1) 6.05×10^{-23}　(2) 2.02×10^{-10}　(3) 3.46×10^{-9}
(4) 4.90×10^{-9}　(5) 5.18×10^{-9}　(6) 8.64×10^{-9}
(7) 1.15×10^{-8}　(8) 1.33×10^{-8}　(9) 2.59×10^{-8}
(10) 5.76×10^{-8}

『余　白』

問21　Al^{3+}, Ag^+, Ca^{2+}, Cu^{2+}, Fe^{3+}, Pb^{2+}の6種類の金属イオンを含む混合溶液からそれぞれのイオンを分離するために図の操作を行った。ろ液Aとろ液Bに含まれる金属イオンの組み合わせとして正しいものはどれか。

マーク式解答欄　21

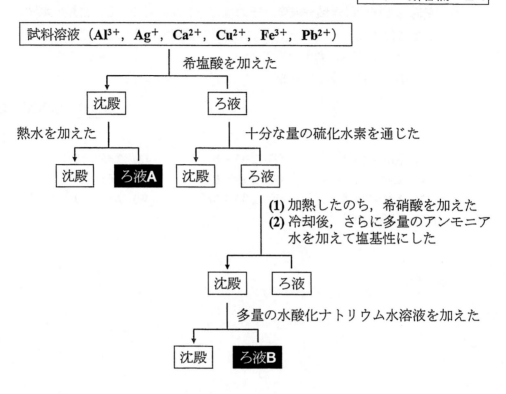

	ろ液A	ろ液B
(1)	Cu^{2+}	Pb^{2+}
(2)	Cu^{2+}	Fe^{3+}
(3)	Cu^{2+}	Al^{3+}
(4)	Pb^{2+}	Cu^{2+}
(5)	Pb^{2+}	Fe^{3+}
(6)	Pb^{2+}	Al^{3+}
(7)	Fe^{3+}	Cu^{2+}
(8)	Fe^{3+}	Pb^{2+}
(9)	Ag^+	Fe^{3+}
(10)	Ag^+	Ca^{2+}

6 次の記述を読んで，問い（**問22～問25**）に答えよ。　　　（21点）

1. 化合物 **A**，**B**，**C** は，いずれも炭素，水素，酸素からなる分子量 200 以下の枝分かれがない鎖状化合物であり，互いに構造異性体である。化合物 **A**，**B**，**C** は，いずれも不斉炭素原子を含まない。

2. 化合物 **A** の元素分析を行ったところ，質量百分率で炭素 49.3 %，水素 6.9 %，酸素 43.8 % であった。

3. 化合物 **A** を加水分解すると，1：2 の物質量比で，アルコール **D** とカルボン酸 **E** が生成した。

4. 化合物 **B** を加水分解すると，1：2 の物質量比で，アルコール **F** とカルボン酸 **G** が生成した。

5. 化合物 **C** を加水分解すると，カルボン酸 **E**，アルコール **H** およびヒドロキシ酸 **I** が生成した。

6. アルコール **H** は，酵母の働きによって，グルコースから得られる。アルコール **H** を穏やかに酸化すると化合物 **J** となり，さらに酸化するとカルボン酸 **G** が生成した。

問22　化合物 **A** の組成式として正しいものはどれか。

マーク式解答欄　**22**

(1)　C_2H_5O　　　　(2)　$C_2H_5O_2$　　　　(3)　C_3H_5O

(4)　$C_3H_5O_2$　　　　(5)　C_4H_7O　　　　(6)　$C_4H_7O_2$

(7)　C_4H_9O　　　　(8)　$C_4H_9O_2$　　　　(9)　C_5H_9O

(10)　$C_5H_9O_2$

問23　化合物 **D** と **F** に関する次の記述のうち，正しいもののみをすべて含む組み合わせはどれか。

(a)　**D**は，油脂の構成成分である。
(b)　**F**は，ポリエチレンテレフタラートの合成原料である。
(c)　**D**と**F**は，いずれも水には溶けにくい。
(d)　**D**と**F**は，いずれもナトリウムと反応して水素を発生する。

(1)　[(a),(b)]　　　(2)　[(a),(c)]　　　(3)　[(a),(d)]
(4)　[(b),(c)]　　　(5)　[(b),(d)]　　　(6)　[(c),(d)]
(7)　[(a),(b),(c)]　　(8)　[(a),(b),(d)]　　(9)　[(a),(c),(d)]
(10)　[(b),(c),(d)]

問24　化合物 **E, G, H** と **J** に関する次の記述のうち，正しいもののみをすべて含む組み合わせはどれか。

(a)　**E**と**G**は，いずれも炭酸水素ナトリウムと反応して，二酸化炭素を発生する。
(b)　**E**と**J**は，いずれも銀鏡反応を示す。
(c)　**H**と**J**は，いずれもヨードホルム反応を示す。
(d)　**G**と**H**は，いずれもニンヒドリン反応を示す。

(1)　[(a),(b)]　　　(2)　[(a),(c)]　　　(3)　[(a),(d)]
(4)　[(b),(c)]　　　(5)　[(b),(d)]　　　(6)　[(c),(d)]
(7)　[(a),(b),(c)]　　(8)　[(a),(b),(d)]　　(9)　[(a),(c),(d)]
(10)　[(b),(c),(d)]

問25 化合物Iの構造式として最も適しているものはどれか。

マーク式解答欄　25

(1)　H–C(=O)–O–CH$_2$–OH

(2)　HO–C(=O)–CH$_2$–OH

(3)　HO–C(=O)–CH$_2$–C(=O)–OH

(4)　H–C(=O)–O–CH$_2$CH$_2$–OH

(5)　HO–C(=O)–CH$_2$CH$_2$–OH

(6)　HO–C(=O)–CH(OH)CH$_3$

(7)　H–C(=O)–O–CH$_2$CH$_2$CH$_2$–OH

(8)　HO–C(=O)–CH$_2$CH$_2$CH$_2$–OH

(9)　HO–C(=O)–CH$_2$CH(OH)CH$_3$

『以　上』

英　語

解答　　　　　　　　　　2年度

1

〔解答〕

問1　4	問2　8	問3　7
問4　2	問5　1	問6　1
問7　2	問8　4	問9　1
問10　3	問11　2	問12　2
問13　5	問14　3	問15　4
問16　1	問17　4	問18　5
問19　5		

〔出題者が求めたポイント〕

問1　thumb[ʌ] / comb[ou] / cost[ɑ] / count[au] / country[ʌ]

問2〜問3　正解の英文　Countless millions (know what it is to have back pain)

問4　the pain を後ろから修飾する過去分詞の caused が正解。

問5　not least「特に、とりわけ」。especially「特に」。for the time being「当分の間」。from time to time「時々」。not at all「全く〜でない」。

問6　chronic「慢性の」。acute「急性の」。constant「一定の」。emotional「感情的な」。terrible「恐ろしい」。

問7〜問8　正解の英文　this definition (is thought by many) to (be inadequate), and (even misleading)

問9　suffer の主語になる、主格関係代名詞 who が正解。those は those people から people を省略したもの。

問10　have been の主語になる whose complaints を構成する所有格関係代名詞 whose が正解。

問11　for の目的語になる目的格関係代名詞 whom が正解。

問12〜問16　全訳参照。

問17〜問18　正解の英文　(essential to the ways) in (which pain is experienced)

問19　イ ← 第4段落第1文に一致
　　　オ ← 第4段落最終文に一致

〔全訳〕

① 痛みとは何か？　誰もがすでにこの質問の答えを知っていると仮定するのはあまりに安易だ。私たちは皆、つま先をぶつけたり、ハンマーと釘の間に親指を挟んだり、頭痛になったりしたことがある。数えきれないほど多くの人々が、背中の痛みがどういうものかを知っている。他にも何百万もの人々が、ガンの痛みとそれを治療することで生じる痛みについて知っている。直感的に言えば、痛みは暗黙のうちに理解されているように思えるが、説明しようとすると難しいことが分かる。多くの人にとっては、単に痛みが存在することを認め、そこでとどめておくだけで十分なのかも知れない。

② しかし、他の多くの人々、特に医学界にとって、痛みは謎めいており、不可解で、もどかしいものなのだ。国際疼痛学会(IASP)は、ジョン・ボニカ(1917-94)によって1973年に設立された非営利団体だ。ボニカは、プロレスラーとしての初期のキャリアが、生涯にわたる慢性疼痛をもたらした後、米国における疼痛管理研究の先駆者となった。IASP は、おおまかに定義すると、医療分野における疼痛研究の促進を目的としている。現時点における痛み「公式の」定義、および同学会誌『Pain』の掲載指針は次の通りだ。「痛みとは、実際の、または潜在的な組織損傷に関連した、あるいはそうした損傷の観点から記述された、不快な感覚的および感情的経験である」。さまざまな理由から、この定義は不十分で誤解を招くものですらあると、多くの人に思われている。

③ 痛みは予測できないため、測定と治療の基準が作りづらい。痛みは、複雑な社会的、文化的な要素と絡み合っている。さまざまな程度のケガを負っている人にとって、痛みは、科学的には現れるはずがないときに現れることが多く、現れると予想しているときには現れないものだ。さらには、慢性の疼痛に苦しむ人、その訴えを特定のケガや傷害、またそれをほのめかすものとさえ関連づけることが難しい人、加えて、薬剤が役に立たないと思われる人もいる。さらには、まったくケガをしていないのに痛みを訴える人もいる。心が「痛む」。胸が「張り裂ける」。このような表現は、痛みがどのように作用し、痛みが何を意味するのかを、より深く理解するためのヒントとなるのだろうか。多くの専門分野からなる痛みの説明が示すのは、定義を固定しようとする試みが、痛みの流動的な性質そのものに反しているということだ。

④ 痛みがどのように作用するのか(疼痛機構)、どのように治療するのか(疼痛管理)、どのような意味を持つのか(疼痛体験)という点で、痛みは現代における最も難しい医学的謎のひとつとなっている。[A]我々が身体的痛みと感情的痛みの両方を理解することに関して、ここ数十年で飛躍的な進歩があった。現代の疼痛専門家は、自信をもって生物心理社会的疼痛モデルを主張しており、このモデルでは、身体と精神が、我々の集団的疼痛体験をもたらす社会的要因と結びついている。生物学的、心理学的、社会的の3つの要因のいずれか1つ以上を排除するような疼痛の説明は、疼痛現象の十分な理解をもたらすことはない。

⑤ しかし、現代の疼痛病歴のほとんどにおいて、心理的要素は身体的徴候の不合理な修飾因子として除去されていた。あまりに一般的なことだが、慢性疼痛患者は、医師がその苦痛の十分な身体的原因を発見できなかったせいで、彼らの性格が疑問視されたのだ。そして、心理的要因は重要でないかのように扱われることや、誤解されることがあるが、かたや社会的・文化的要因の方は、最近までほとんど無視されていたのだ。[B]このことについて驚くべきことは、歴史を通じて、また世界中で、

痛みに苦しむ人のほとんどが、自分の置かれた苦境について生物心理社会的な理解を—たとえそれを明瞭に言葉にできないにせよ—共有していたことだ。

⑥　痛みに関する知識は膨大に蓄積されているが、その大部分は歴史的なものであり、現代の医学的説明に役立つ。痛みをありのままに理解するには、人は痛みを経験することの広範な可能性を理解しなければならない。痛みは、公理のように単純化することはできない。なぜなら、[C]それは常に文脈的に存在しているからだ。私たちがどのようにコミュニケーションをとるか、つまり痛みにどのようなレッテルを貼るか、そして痛みをどのように概念化するか、すなわち、私たちが痛みを、特に他者の痛みをどのように「見る」かが、痛みの経験の仕方にとって非常に重要なのだ。

⑦　痛みの歴史と、痛みに関する現在の医学的研究の両方が、[D]我々が他人の痛みをどのように考え、理解し、経験するのかという問題に取り組む必要があった。痛みを見るとはどういうことなのか？　痛みに対する同情や共感は何に依存するのか？　共感性の痛みは、実際、直接的な痛みと本当に同じなのか？　これらの問題は、身体と感情、体と心、脳と世界を絶えず絡ませようとする、痛みへの現代的アプローチの本質的な部分なのだ。

⑧　このような全人的療法に焦点を当てることで、私たちは痛みの世界を知ることができる。この痛みの世界では、表現は、経験と感受性の科学の両方と同じくらい重要であるし、時にはその両者にとって複雑な要素でもある。痛みに目を向けることは、ポジティブな生理的感覚において痛みが何であるかを理解するためだけでなく、[E]私たちがそれについて一般的に知っていることを熟考するためにも必要である。痛み、苦しみ、苦悩、悲しみを見るということは、ほとんどの場合、それを理解し、その一部になるということなのだ。

2
〔解答〕
問20　4　　問21　1　　問22　3
問23　2　　問24　1　　問25　3
問26　4　　問27　3　　問28　3
〔出題者が求めたポイント〕
問20～問23　全訳参照。
問24　evolution「進化」。inconvenience「不便」。recession「不景気」。satisfaction「満足」。
問25　Absolutely と Exactly は、Yes を強調する返事に使われる。
問26　kind of「ちょっと」。completely「完全に」。hardly「ほとんど～ない」。never「決して～ない」。somewhat「ちょっと」。
問27　conference「会議」。electricity「電気」。identification「本人確認」。money「お金」。
問28　アグラワルの第1発話から。
〔全訳〕
ファリード・ザカリア：2000年に、インドにおけるイ

ンターネットの利用者はわずか2000万人でした。昨年の利用者数は4億6200万人で、さらに増加しています。2025年までに、インドのインターネット利用者数は8億5000万人を超えると予測されています。[A]なぜこんなことが起きているのでしょうか？

ところで、データによると、これらの利用者のほとんどは、インドにおいて非常に安価なスマートフォン経由でインターネットにアクセスしています。この現象はどのように国と世界を変えたのでしょうか。元『GPS』上級プロデューサーで、現在は『フォーリン・ポリシィ』編集長を務め、新著『つながるインド』の著者でもあるラヴィ・アグラワル氏に話を聞きます。

それではラヴィ、まず、この変化の大きさは驚くべきものがありますね。つまりこの…私が2年前に見た統計によると、携帯電話の通信量で…インドは世界第150位だったのです。今や世界一位で、中国よりもアメリカよりも高い。これはなぜですか？

ラヴィ・アグラワル：すべてはスマートフォンのおかげです。例えば10年か15年前のインドを見てみると、インターネットに接続する唯一の方法はパソコンと固定電話回線を使うことで、それは当時アメリカ人もネット接続のためにやっていたことです。しかし、1999年にインドでパソコンを所有していたのはわずか2％でした。なので、この軌跡を眺めれば、コンピュータや無線通信のみを利用していたならば、インド人が大量にネット接続することはありえなかったでしょう。

しかし我々がアメリカで目撃した進化が、インドでは革命なのです。その理由は、安価なスマートフォンが何億人もの人々に普及しているからです。そのおかげで彼らはネット接続しているのです。[B]そして、これは単なる電話以上のものです。これは彼らにとってはじめてのカメラであり、はじめての目覚まし時計であり、はじめてのビデオ機器でもあります。

ザカリア：このスマートフォンでできることの多くによって、インドは旧式モデル、欧米モデル、アメリカモデルを飛び越せるようになりますよね？　だから例を挙げるなら、インド人は基本的にノートパソコンを飛ばし、コンピュータ、つまりインターネットへの入り口としてのスマホに直行するのですよね。

アグラワル：その通りです。例えばインド人はクレジットカードをあまり使いませんでした。今では、使う必要がありません。なぜなら、彼らの多くがビジネスやショッピングをオンラインで行っているからです。

インドはまだとても貧しい国です。まだほとんど田舎です。今でも3億人の読み書きのできない人たちがいますが、彼らはスマホに話しかけることができ、スマホは彼らに返答するのです。[C]彼らはビデオを見ることができます。これらはすべて革命的であり、スマホ革命のおかげでしか起きなかったことです。

ザカリア：インドにはもうひとつ、ちょっと並外れた点があります。それは、政府がはじめて生体認証IDシステムを作ったことです。インド人は皆、生体認証IDを持っており、それはコンピュータがランダムに創出する一連の数字です。そしてそれが意味することは、インドのある銀行家が私に語ってくれたのですが、インドのオンラインバンキングシステムが世界のどこよりも速いということです。[D]インドでは3分きっかりで口座を開設できるのです。

アグラワル：ええ。このデジタルIDシステム、つまり生体認証システムは、銀行口座に直結していることが多く、そのおかげで、以前には持てなかった、「私が私だ」と言うに等しい本人確認が持てるのです。さらにこれは他のさまざまなサービスに、実に驚くべき仕方で接続が可能なのです。

❸

〔解答〕

問29	5	問30	4	問31	1
問32	3	問33	2	問34	3
問35	2	問36	1	問37	4
問38	2	問39	1	問40	4
問41	7	問42	4	問43	4
問44	2				

〔出題者が求めたポイント〕

問29～問33　全訳参照。

問34　2つのものを両方否定するのはneither。

問35　as ifの中の動詞は仮定法を用いる。ここでは仮定法過去完了。

問36　allow + O + to V「Oが～することを許す」。

問37　To one's 感情名詞「～が…したことには」。例えば、To my surprise「私が驚いたことには」。

問38　no longer「もはや～ない」。

問39　差額を表すbyが正解。by 0.04「0.04差で」。

問40　make it「成功する」。dedicate「ささげる」。get money「金を得る」。make a journey「旅をする」。succeed「成功する」。

問41～問42　正解の英文　(no swimmer had) ever (come back) after (a five-year absence)

問43　選択肢訳
1．この双子は、小学生のころスポーツが得意だった。
2．この双子のジムの先生は、彼らにシンクロナイズドスイミングを勧めた。
3．この双子は、身体が強かったので有利だった。
4．その例をこの双子が追ったナショナル・デュエット・チャンピオンもまた双子だった。←第4段落第1文に一致

問44　選択肢訳
1．この双子は、政治的理由で1980年のオリンピックの試合をボイコットした。
2．この双子は、1992年のオリンピックの2年前に、

オリンピックの試合に向けた練習の再開を決めた。←第8段落第6文に一致
3．この双子は、仕事を辞めてオリンピックに向けた練習に集中した。
4．1992年のオリンピックに向けた練習中、2年間の練習欠如を埋め合わせるべく肉体の限界までやった。

〔全訳〕
① それは、オリンピックの夢としてスタートしたわけではない。小学校の頃、私たちは太り過ぎで、動作がぎこちない双子だった。チームが選考されるとき、ゲームが野球であるかドッジボールであるかは(A)問題ではなく、私たちが選ばれるのはいつも最後だった。
② ある日、ジムの先生が私たちに、「ペニーとヴィッキーは他の4人の子供と一緒に音楽の授業をさぼって補習ジムに行くように選ばれたよ」と言ってきたのは悲惨だった。私たちのどちらもボールを受けたり投げたりできなかった。私たちはひどく屈辱を感じた。
③ この屈辱は私たちの自尊心を少しずつ減らしたが、学校外のスポーツや活動には挑戦し続けた。8歳のとき、私たちはシンクロナイズドスイミングを見つけた。まるでこのスポーツが私たちを選んだかのようだった。私たちは、自分たちにシンクロナイズドスイミングに対する天賦の才があることを知り、これが好きになった。一卵性双生児にとって理想的なスポーツだった。そのゴールは、完璧に同期して鏡のイメージのように泳ぐことだった。私たちが有利だったのは、お互いに同じくらい強く、腕と脚の角度も同じで、タイミングの感覚も同じだったからだ。1枚の写真では、どちらがどちらなのかわからないほど、私たちはそっくりだった。ある大会で、小さな女の子が、「(B)見て、ママ、2人とも同じ顔をしてるよ」と言った。
④ 子どものころ私たちは、自分らのロールモデルであった、同じく双子のナショナル・デュエット・チャンピオンに刺激されて、彼らの歩んだ道をたどることになった。私たちは他の水泳選手やコーチと一緒に練習するのが大好きで、信じられないほど懸命に努力した。双子として、私たちの波長は同じだった。私たちには、共通の価値観と暗黙の信頼があった。
⑤ 最初の全国大会では、28人中24位だった。その大会で私たちは、最高のスイマーがいかに素晴らしいかを見た。そして、目標をさらに高く掲げ、共通の目標に向けて取り組むことにした。翌年は6位に上がり、その次の年には全国ジュニアチャンピオンになった。その後の勝利のおかげで、私たちは世界中を遠征することができた。オリンピックに参加する夢が生まれたのだった。
⑥ 私たちは、目標の多くを達成し、カナダ・シンクロナイズドスイミング・デュエットでは7回優勝し、チームでは世界チャンピオンになり、デュエットでは世界で初めて「10」満点を獲得した。
⑦ しかし、私たちが大いにがっかりしたことには、カナダを含む多くの国々が1980年のオリンピック大会をボイコットしてしまい、オリンピックが私たちの元をす

り抜けてしまったのだった。1984 年にはチームを作ることができなかった。14 年間の訓練と努力の果てに、私たちはオリンピックの夢がまだ実現していないことを(C)受け入れねばならなかった。私たちは、マギル大学を卒業するために水泳から引退した。

⑧　それから 5 年後のある日、シンクロの試合を見ていて、私たちは二人とも思わぬ感動を覚えた。ペニーが身を乗り出してささやいた。「もう一度やってみたらどうかしら？　92 年を目指すのはどう思う？　私は片方の眉を少し上げ、大きく目を見開いた。オリンピックの夢がまだ生きていることに突然気づき、私たちはもはやそれを無視できなくなったのだ。1990 年のエイプリルフールの日、私たちは前例のない復活を果たし、1992 年のオリンピックを目指す決心をした。うまくいかないことを恐れ、計画を発表するのが怖かったが、最終的には、何もしないことと、「もしも…だったら」という後悔を受け入れて生きねばならないことの方をより恐れた。

⑨　誰もが不可能だと言ったが、私たちの切実な願いは、私たちが耐え抜くのに必要なエネルギーを与えてくれた。以前の調子に戻るのに 2 年しかかからなかったし、たった 2 年で世界のトップにもなった。水泳選手の中で、5 年間休んだ後に復帰した人はそれまで一人もいなかった。特に 27 歳で戻った人はいなかった！

⑩　私たちは資金援助を受ける資格がなかったので、二人ともフルタイムの仕事を維持し、毎日仕事の後に 5 時間のトレーニングを行った。私たちはまだ、自分で生活を支え、国際大会への旅費をすべて捻出しなければならなかった。2 年間、私たちはその過酷なスケジュールを守ってきたが、間に合うかどうかは分からなかった。

⑪　ありがたいことに、私たちには 4 人の熱心な指導者がいて、私たちの夢の実現のために全力を尽くしてくれた。練習中は身体的な限界まで追い詰められたが（私たちは 5 年間の休暇を埋め合わせねばならなかった）、それでも私たちは練習が好きだった。時折、ジュリー監督と一緒に笑い過ぎて、窒息しそうになり、ついにはプールの底に沈んだものだ。ジュリーの手助けで、私たちは自分自身を信じ(D)続けることができたのだ。

⑫　オリンピック予選の日が来たとき、自信はあったものの、私たちは緊張していた。決勝戦の後、得点を聞くのを待っていたとき、ほとんど(E)呼吸することができなかった。得点が発表されたとき、私たちは互いに抱き合って飛び跳ねた。私たちは 0.04 の点差で勝ったのだった！

4

〔解答〕

| 問45 | 8 | 問46 | 2 | 問47 | 2 |
| 問48 | 5 | 問49 | 5 | 問50 | 8 |

〔出題者が求めたポイント〕

正解の英文

(A)　in spite of the fact that eating hot chilli is painful

(B)　were given gradually increasing amounts of hot chilli

(C)　a number of psychological influences may contribute to this remarkable reversal

〔全訳〕

　アメリカの心理学者ポール・ロジンの推定によると、食べると辛いという事実にもかかわらず、世界人口の約 4 分の 1 がトウガラシを食べている。多くの国にトウガラシを食べるコンテストがあり、世界選手権まである。最も挑戦的なトウガラシはドーセット・ナガ種で、150 万スコヴィル値（トウガラシの辛さを測定する尺度）がある。ロジンは、私たちがどうしてこんな辛い食べ物を好むようになったかを研究した。メキシコのある村では、嫌なら食べなくてもよいものの、2 歳から 6 歳までの子どもたちが、料理の中に加えられるトウガラシの量を徐々に増やされていることが分かった。5 歳ないし 8 歳までに、トウガラシに対する初期の否定的な反応は逆転し、子どもたちは自発的に辛いソースを加えていた。多くの心理的影響がこの顕著な逆転に寄与しているかも知れない。この中には、親の真似、仲間からのプレッシャー、スリルを求める気持ちなどが含まれる可能性がある。トウガラシを食べるのはバンジージャンプやローラーコースターに乗るのに似ているかも知れない。同時に、トウガラシは、痛みを快感に変えるための体内アヘンの産生を誘発したり、唾液の分泌を引き起こすことで、乾いた食べ物を噛みやすくしたりしているのかも知れない。

化　学

解答

2年度

推　薦

❶

〔解答〕
問1　(9)
問2　(6)
問3　(6)
問4　(2)
問5　(8)
問6　(3)

〔出題者が求めたポイント〕
電子式，熱化学方程式，金属の結晶格子，接触法，身のまわりの無機物質，実験器具の使い方

〔解答のプロセス〕
問1 電子式は次の通り

(a) $H:\overset{\overset{\displaystyle H}{\cdot\cdot}}{\underset{\cdot\cdot}{C}}:H$　(b) $H:\overset{\cdot\cdot}{\underset{\underset{\displaystyle H}{H}}{N}}:H$

(c) $H:\overset{\overset{\displaystyle H}{}}{C}::\overset{\overset{\displaystyle H}{}}{C}:H$　(d) $H:\overset{\overset{\displaystyle H}{}}{\underset{\underset{\displaystyle H}{}}{C}}:\overset{\cdot\cdot}{\underset{\cdot\cdot}{Cl}}:$

問2　与式より，CO_2(気)の生成熱は 394 kJ/mol，H_2O(液)の生成熱は 286 kJ/mol，C_2H_5OH(液)の生成熱は 278 kJ/mol である。C_2H_5OH(液)の燃焼熱を Q〔kJ/mol〕として燃焼熱の熱化学方程式をあらわすと次のようになる。

$$C_2H_5OH(液) + 3O_2(気)$$
$$= 2CO_2(気) + 3H_2O(液) + Q\text{kJ}$$

反応熱＝(生成物の生成熱の和)－(反応物の生成熱の和)
$$Q = (394 \times 2 + 286 \times 3) - (278 \times 1 + 0) = 1368\text{kJ}$$

問3(a)　(誤)体心立方格子の配位数は 8，面心立方格子の配位数は 12 である。

(b)　(誤)面心立方格子には 4 個，六方細密構造には 2 個の原子が含まれる。

(c)　(正)どちらも 74% で同じである。なお，体心立方格子は 68% である。

(d)　(正)

問4　接触法の化学反応式は次のようになる。

① $S + O_2 \longrightarrow SO_2$

② $2SO_2 + O_2 \xrightarrow{V_2O_5} 2SO_3$

③ $SO_3 + H_2O \longrightarrow H_2SO_4$

(a)　(正)②の反応である。

(b)　(誤)$+4 \longrightarrow +6$　SO_3 の S の酸化数は $+6$ である。

(c)　(正)硫黄酸化物(SO_x)は，石油や石炭などの化石燃料が燃えるときに発生し，酸性雨の原因となる。

(d)　(誤)濃硫酸を希釈する場合，水に濃硫酸を少しずつ加えていく。

問5　ソーダ石灰ガラスの主原料は，ケイ砂，炭酸ナトリウム，石灰石である。ケイ砂のみを主原料としてつくられるガラスは石英ガラスと呼ばれる。なお，鉛ガラスの主原料は，ケイ砂，炭酸カリウム，酸化鉛(Ⅱ)で，ホウケイ酸ガラスの主成分はケイ砂，ホウ砂である。人工合成された原料や高純度に精製された原料を用い，焼結するときの温度や時間などを精密に制御してつくられるセラミックスをファインセラミックスという。

問6(b)　(誤)はかりとる水溶液の濃度が変わってしまうので，使用前に共洗いをして使用する。

(c)　(誤)加熱乾燥すると膨張してしまい，正確な体積を測定できなくなる。

(d)　(正)液位を標線に合わす際は，液面で一番低い部分(メニスカス)で合わせる(下図)。

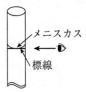

❷

〔解答〕
問7　(5)
問8　(5)
問9　(4)
問10　(3)

〔出題者が求めたポイント〕
異性体，界面活性剤の性質，p-ヒドロキシアゾベンゼンの合成，糖の性質

〔解答のプロセス〕
問7　$C_4H_{10}O$ の構造異性体は次の通り(＊は不斉炭素原子をあらわす)。

$CH_3-CH_2-CH_2-CH_2-OH$

$CH_3-CH_2-{}^*CH(OH)-CH_3$

$CH_3-\underset{\underset{\displaystyle CH_3}{|}}{CH}-CH_2-OH$

$CH_3-\overset{\overset{\displaystyle OH}{|}}{\underset{\underset{\displaystyle CH_3}{|}}{C}}-CH_3$

$CH_3-O-CH_2-CH_2-CH_3$

$CH_3-CH_2-O-CH_2-CH_3$

$CH_3-O-\underset{\underset{\displaystyle CH_3}{|}}{CH}-CH_3$

よって，アルコールの異性体は 5 種類存在する。

C_5H_{10} の構造異性体は次の通り。

$CH_2=CH-CH_2-CH_2-CH_3$

$CH_3-CH=CH-CH_2-CH_3$
（シス-トランス異性体あり）

$CH_2=CH-\underset{\underset{CH_3}{|}}{CH}-CH_3$

$CH_3-CH=\underset{\underset{CH_3}{|}}{C}-CH_3$

$CH_3-CH_2-\underset{\underset{CH_3}{|}}{C}=CH_2$

幾何異性体を含めるとアルケンの異性体は6種類存在する。

問8(b) （正）界面活性剤は，水と油，水と空気などの界面に配列する性質があるため，水分子が界面に存在できない。よって，水の表面張力は低下する。

(d) （誤）セッケンを Ca^{2+} や Mg^{2+} を多く含む硬水中で使用すると，水に不溶性の塩をつくるため，洗浄力を失う。

問9 それぞれの反応は次の通り。

（ベンゼン）$+HO-NO_2 \xrightarrow{濃硫酸}$ （ニトロベンゼン NO_2）$+H_2O$
ニトロベンゼン

（ニトロベンゼン NO_2）$\xrightarrow[還元]{Sn, HCl}$ （アニリン塩酸塩 NH_3Cl）$\xrightarrow{NaOH}$ （アニリン NH_2）
ニトロベンゼン　アニリン塩酸塩　　アニリン

（アニリン NH_2）$+NaNO_2+2HCl$
アニリン
$\xrightarrow{0\sim5℃}$ （塩化ベンゼンジアゾニウム $N^+\equiv NCl^-$）$+NaCl+2H_2O$
塩化ベンゼンジアゾニウム

塩化ベンゼンジアゾニウムの水溶液にナトリウムフェノキシドの水溶液を加えると，橙赤色の p-ヒドロキシアゾベンゼン（p-フェニルアゾフェノール）が生成する。

（$N^+\equiv NCl^-$）$+$（ONa）
塩化ベンゼン　　ナトリウム
ジアゾニウム　　フェノキシド

$\xrightarrow{カップリング}$ （$-N=N-$　$-OH$）$+NaCl$
p-ヒドロキシアゾベンゼン

問10(a) （正）グルコースの水溶液は水溶液中に存在する鎖状構造の中にホルミル基（アルデヒド基）が存在するため，還元性を示す。

(b) （誤）フェノール性のヒドロキシ基は存在しないので呈色しない。

(c) （誤）フルクトースはグルコースの構造異性体である。

3
〔解答〕
問11 （3）
問12 （3）

問13 （3）
問14 （1）
〔出題者が求めたポイント〕
ヘンリーの法則，ルシャトリエの原理
〔解答のプロセス〕
問12 気体 X は，水 1.0L あたり 2.0×10^{-3} mol 溶けるので，水 2.0L には 4.0×10^{-3} mol 溶ける。1.0×10^{-2} mol 溶かすためには，圧力を $\dfrac{1.0\times10^{-2}}{4.0\times10^{-3}}=2.5$ 倍にする必要がある。求める気体の圧力はこの圧力と等しいので，
$1.0\times10^5\times2.5=2.5\times10^5$ Pa

問13 水に溶解している気体 X の物質量は，
$2.0\times10^{-3}\times2.0\times\dfrac{1.5\times10^5}{1.0\times10^5}=6.0\times10^{-3}$ mol
よって，水に溶解していない気体の体積は，
$2.0\times10^{-2}-6.0\times10^{-3}=1.4\times10^{-2}$ mol
これを気体の状態方程式に代入する。
$1.5\times10^5\times V=1.4\times10^{-2}\times8.3\times10^3\times(30+273)$
$V=0.235$ L

4
〔解答〕
問15 （6）
問16 （3）
問17 （6）
問18 （2）
〔出題者が求めたポイント〕
アルミニウムの溶融塩電解，Al の性質
〔解答のプロセス〕
問16(a) （誤）Al は両性金属であり，酸とも強塩基とも反応する。

(b) （誤）不動態を形成するため溶けない。

(c) （正）テルミット反応が起こる。
$2Al+Fe_2O_3 \longrightarrow Al_2O_3+2Fe$

(d) （誤）水が還元され，水素が発生するので，Al の単体を得ることができない。

問17 陰極と陽極では次の反応が起こる。
（陰極）$Al^{3+}+3e^- \longrightarrow Al$
（陽極）$2O^{2-}+C \longrightarrow CO_2+4e^-$
および
$O^{2-}+C \longrightarrow CO+2e^-$
Al 1080 kg の物質量は
$\dfrac{1080\times10^3}{27}=4.0\times10^4$ mol
陰極の反応式から，溶融塩電解に必要な電気量は，
$4.0\times10^4\times3\times9.65\times10^4=115.8\times10^8=1.2\times10^{10}$ C

問18 得られた CO_2 の物質量を x [mol] とおくと，CO の物質量は $4x$ [mol] なので，
$x+4x=\dfrac{4.48\times10^3}{22.4}=200$
$x=40$ mol

よって，放出される e^- の物質量は $4x+8x=480\,\mathrm{mol}$
この e^- を Al^{3+} は受け取るので，生成する Al の質量は，

$$480\times\frac{1}{3}\times27=4320\,\mathrm{g}$$

❺

〔解答〕

問19 (2)

問20 問題削除

問21 (6)

〔出題者が求めたポイント〕

錯イオン，金属イオンの系統分離

〔解答のプロセス〕

問19 Ag^+ は直線型，Cu^{2+} は正方形，Zn^{2+} は正四面体，Fe^{3+} は正八面体の錯イオンを形成する。テトラアンミン銅(II)イオン $[Cu(NH_3)_4]^{2+}$ は深青色である。

問21

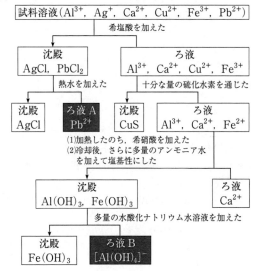

❻

〔解答〕

問22 (4)

問23 (5)

問24 (7)

問25 (5)

〔出題者が求めたポイント〕

元素分析，油脂の加水分解，アルコールの性質，有機化合物の構造分析

〔解答のプロセス〕

問22 求める組成式を $C_xH_yO_z$ とすると，

$$x:y:z=\frac{49.3}{12}:\frac{6.9}{1.0}:\frac{43.8}{16}=4.11:6.9:2.74$$
$$=3:5:2$$

したがって，この有機化合物の組成式は，$C_3H_5O_2$ である。

問23 化合物 A, B, C はエステルで分子量が 200 以下なので，分子式は，$C_6H_{10}O_4$ と決まる。

化合物 A と B の加水分解では 1：2 でアルコールとカルボン酸を生じるので，C 数が 2 の 2 価アルコールに C 数が 2 のカルボン酸 2 分子がエステル化したもの (①)，C 数が 4 の 2 価アルコールに C 数が 1 のカルボン酸 2 分子がエステル化したもの (②) のいずれかである。6. よりアルコール発酵で得られるアルコールはエタノールなので，化合物 G は酢酸となり，化合物 B は前述の①と決まる。

$$CH_3\text{-}CH_2\text{-}OH \xrightarrow{\text{酸化}} \underset{\substack{\| \\ O}}{CH_3\text{-}C\text{-}H} \xrightarrow{\text{酸化}} \underset{\substack{\| \\ O}}{CH_3\text{-}C\text{-}OH}$$
化合物 H 　　　　　　　化合物 J 　　　　　化合物 G

$$\underset{\text{化合物 F}}{HO\text{-}CH_2\text{-}CH_2\text{-}OH} + \underset{\text{化合物 G}}{2CH_3COOH}$$
$$\longrightarrow \underset{\text{化合物 B}}{CH_3\text{-}\underset{\substack{\| \\ O}}{C}\text{-}O\text{-}CH_2\text{-}CH_2\text{-}O\text{-}\underset{\substack{\| \\ O}}{C}\text{-}CH_3} + 2H_2O$$

$$\underset{\text{化合物 D}}{HO\text{-}CH_2\text{-}CH_2\text{-}CH_2\text{-}CH_2\text{-}OH} + \underset{\text{化合物 E}}{2H\text{-}\underset{\substack{\| \\ O}}{C}\text{-}OH}$$
$$\longrightarrow \underset{\text{化合物 A}}{H\text{-}\underset{\substack{\| \\ O}}{C}\text{-}O\text{-}(CH_2)_4\text{-}O\text{-}\underset{\substack{\| \\ O}}{C}\text{-}H} + 2H_2O$$

(a) (誤)油脂の成分のアルコールは，グリセリン(1, 2, 3-プロパントリオール)である。

(c) (誤)C が少なく，分子中のヒドロキシ基の数が多いほど水に溶けやすい。

(d) (正)アルコールは金属 Na と反応して水素を発生する。

問24 (a) (正)カルボン酸は炭酸よりも強い酸なので，炭酸水素ナトリウムと反応して，二酸化炭素を生じる。

(b) (正)化合物 E, J ともにアルデヒド基をもつので銀鏡反応を示す。

(c) 正

(d) (誤)ニンヒドリン反応は，アミノ酸やタンパク質中の $-NH_2$ の検出に利用される。

問25 分子中にヒドロキシ基をもつカルボン酸をヒドロキシ酸という。また，ヒドロキシ酸 I の炭素数は 3 であるので，(5)と(6)が該当する。化合物 C は不斉炭素原子を含まないので，(5)が適する。

平成31年度

問　題　と　解　説

英　語

問題
(60分)

31年度

問１～問５０の解答を，指定された解答欄にマークせよ。

【 １ 】次の英文を読んで，問１～問１８に答えよ。番号①～⑥はパラグラフを示す。

(３６点)

① It had been a long week—by anyone's definition.　My wife and I had recently separated after 17 years of marriage.　I had moved into an efficiency apartment, less than a tenth the size of my house, (　１　) I was learning, slowly, to entertain my two children.

② The last person on my schedule that week was a new patient named Walter Johnson.　I took his *chart from the nurse and called for "Mr Johnson."　In the waiting room, a woman gave her little boy a *bewildered look.

"[　　　A　　　]" the woman said, pointing to her son.

"I'm Dr Lynn.　Happy to meet you.　[　　　B　　　]" I explained as I shook the boy's hand.　I led mother and son to the examining room, where Walter began to climb on and off the examination table (　２　) it were a jungle gym.　The paper on the table *crinkled with each of movements.

"[　　　C　　　]" his mother said, then turned to me.　"Doctors make him nervous."

"Me too," I replied.　"[　　　D　　　]"

He smiled and waved five fingers at me.　Young children always love to be mistaken for older, a fact I take advantage of to build *rapport with them.
(*注　chart：カルテ　　　bewildered：困ったような　　　crinkle：かさかさと音を立てる　　　rapport：信頼関係)

③ Walter continued to explore the room.　He pulled the blood pressure *cuff off the wall, then inspected the *stack of fresh gowns in the cabinet.

"Walter looks pretty vigorous to me," I observed.　"[　　　E　　　]"

His mother explained that Walter had been having knee pain for two years, worse in the mornings and at bedtime, and she's noticed some *swelling and warmth in both knees recently.　He didn't have any other symptoms and *ibuprofen seemed to relieve his discomfort.

(*注　cuff：血圧計で上腕に巻き膨らませる布　　　stack：積み重ねたもの

swelling：腫れ　　　ibuprofen：イブプロフェン（解熱鎮痛剤））

④ (A) (　　　) (　　　) (ア) (　　　) (　　　) (イ) (　　　) for me, but I did, probably for his mother's benefit, *coax him onto the table.　All of his joints moved well without *tenderness, and his knees, if anything, were a little *ticklish.

I explained to his mother that Walter probably had a mild case of *pauciarticular *juvenile rheumatoid arthritis and that his pain and swelling would gradually improve without any lasting damage to the joints.　I recommended that he take ibuprofen daily.　(B) I considered (　　　) (ウ) (　　　) for (　　　), but (　　　) (　　　) (　　　) (エ) (　　　) exercise.　I finished, asking his mother to have an *ophthalmologist examine Walter's eyes for the subtle *inflammation that can occur in a small number of children with this condition.

(*注　coax：おだてて～させる　　　tenderness：触った時の痛み　　　ticklish：こそばゆい　　　pauciarticular：小関節の　　　juvenile rheumatoid arthritis：若年性関節リウマチ　　　ophthalmologist：眼科医　　　inflammation：炎症)

⑤ "[　　　F　　　]" the mother asked.

"Sure," I replied through tightly smiling lips.　Being asked to repeat my discussion was a little like approaching the finish line at the end of the mile run and being told by the coach to *sprint another *lap.　I sent Walter to bring back ＜　　＞ from the waiting room.

I told the whole family about juvenile rheumatoid arthritis, and I described how the tests done by their family physician helped to rule out other possible causes of Walter's arthritis.　Midway through the discussion, I felt two little hands rubbing my tight *shoulder girdle and upper back.　I wasn't sure (　3　) I should accept a massage from a patient, but it felt good, so I continued talking.

(*注　sprint：～を全速力で走る　　　lap：一周　　　shoulder girdle：肩甲骨のあたり)

⑥ His parents smiled, then laughed.

"I've never seen Walter take to anybody like this," his mother declared.

"[　　　　　G　　　　　]"

Hearing his name, Walter became self-conscious and began to pace the room again. I told his father that his son's knees would gradually improve, and I rose from my stool.

"[　　　　H　　　　]" his father asked.

"Every Friday afternoon would be great.　But an appointment in six months will be just fine."

問1～問8：本文中の [　　　　A　　　　] ～ [　　　　H　　　　] に入れるべき最も適切な表現を次から選べ。各表現は一回ずつ使用せよ。

1. He never scratches our backs.

2. Calm down, Walter,

3. Can I have my husband in to hear this too?

4. When do you want to see Walter again?

5. This is Walter,

6. Walter, how old are you?　I'll bet you're 10 or 11.

7. What's he doing in an *arthritis specialist's office?

8. I guess I was expecting an older gentleman,

(*注　arthritis：関節炎)

問1：[　　　　A　　　　] に入れるべき表現はどれか。

マーク式解答欄　　1

問2：[　　　　B　　　　] に入れるべき表現はどれか。

マーク式解答欄　　2

問3：[　　　　C　　　　] に入れるべき表現はどれか。

マーク式解答欄　　3

問4：[　　　　D　　　　] に入れるべき表現はどれか。

マーク式解答欄　　4

問5：[　　　　E　　　　] に入れるべき表現はどれか。

マーク式解答欄　　5

問６：［　　　　F　　　　］に入れるべき表現はどれか。

問７：［　　　　G　　　　］に入れるべき表現はどれか。

問８：［　　　H　　　　］に入れるべき表現はどれか。

問９〜問１１：英文中の（　１　）〜（　３　）に入れるべき最も適切な語（句）を次から選べ。各語（句）は１回ずつ使用せよ。

　　1. as if　　　　2. where　　　　3. whether

　　問９：（　１　）に入れるべき語（句）はどれか。

　　問１０：（　２　）に入れるべき語（句）はどれか。

　　問１１：（　３　）に入れるべき語（句）はどれか。

問１２〜問１５：第④パラグラフ中の下線部(A)と下線部(B)が，次の各日本語に相当する英文となるように，最も適切な語（句）をそれぞれの選択肢から選んで文中のすべての（　　　）を埋めるとき，（　ア　）〜（　エ　）に入れるべき語（句）はどれか。各語（句）の番号を答えよ。各語（句）は１回ずつ使用せよ。

　　(A) (　　　) (　　　) (　ア　) (　　　) (　　　) (　イ　) (　　　) for me,

　　「私にとってウォルターが部屋を歩きまわるのを見るだけで，検査には十分だった」

　　1. an examination　　2. enough of　　　　3. the room
　　4. walk around　　　　5. Walter　　　　　　6. was　　　　　　7. watching

(B) I considered (　　　) (ウ) (　　　) for (　　　), but (　　　) (　　　)
(　　　) (エ) (　　　) exercise.

「私は彼（ウォルター）に彼の膝のための特別な運動を教えようかと考えた
が，この子にはこれ以上の運動は必要なかった。」

1. did 　　　2. him 　　　3. his knees 　　4. more 　　　5. need
6. not 　　　7. special exercises 　　　8. teaching 　　9. this kid

問12：(ア) に入れるべき語（句）はどれか。

マーク式解答欄 12

問13：(イ) に入れるべき語（句）はどれか。

マーク式解答欄 13

問14：(ウ) に入れるべき語（句）はどれか。

マーク式解答欄 14

問15：(エ) に入れるべき語（句）はどれか。

マーク式解答欄 15

問16：第⑤パラグラフ中の ＜　　　＞ に入れるべき最も適切な語句を次から選べ。

1. a new patient 　　2. his father 　　　3. the coach 　　　4. the nurse

マーク式解答欄 16

問17：第⑥パラグラフ中の ┃ take to ┃ の意味として最も適切なものを次から選べ。

1. start crying
2. start hating
3. start laughing
4. start liking

マーク式解答欄 17

問18：本文の内容と一致しているものを次から１つ選べ。

1. ウォルターは年齢を間違われて悲しかった。
2. ウォルターは両親の肩もみをよくする。
3. リン先生はウォルターの症状はよくならないといった。
4. リン先生はウォルターのお母さんに眼科医に彼の眼を診てもらうように勧めた。
5. リン先生はウォルターのマッサージを受け入れなかった。

マーク式解答欄 18

（出典：John T. Lynn Ⅲ. "Friday Afternoon." *A Piece of My Mind.*）

【 2 】次の英文は 2017 年に書かれた新聞記事である。これを読んで，**問１９〜問４０**に答えよ。番号①〜⑤はパラグラフを示す。　　　　　　（４４点）

① The first physical bookstore in Manhattan for online giant Amazon launched in late May.　The downtown shop *buzzed with customers even though they could have shopped online from their homes and had their books （　　A　　） instead. People seemed to enjoy looking at and holding books, and were even happy to *lug them home.　The number of independent bookstores in the United States is increasing and sales are generally healthy, so it seems people still enjoy shopping at actual bookstores.

(*注　buzz with … : 〜でざわつく　　lug：苦労して運ぶ)

② After one major U.S. bookstore chain, Borders, closed its doors a while back, some localities found themselves with no bookstores at all.　One *neighborhood association in Fort Greene, Brooklyn, surveyed its community and （　　B　　）. Soon afterward, the association came across Jessica Bagnulo and Rebecca Fitting, (bookstore; opening; dreamed; who; women; a; of) and had a well thought out business plan.　With the community's financial help and other support, Greenlight Bookstore opened its doors in Fort Greene in 2009.　Not only has it become a success in that neighborhood, Greenlight has since opened a second store in a nearby ⎿ residential ⏌ area as well.

(*注　neighborhood association：町内会)

③ Many independent bookstores like Greenlight understand that intimate engagement with the local community is ⎿ critical ⏌ for their success.　From a bright *foyer opening onto a busy, but casual, shopping street, Greenlight staff members welcome customers with friendly greetings, often calling people by their first names.　The store seems to serve as a cultural center for the community. [　　C　　].　"Events are held almost every day in our stores," Fitting said. These include book launches with authors, discussion panels, local author talks and story times for kids.　Besides *enticements within the store, such as event *fliers with the shop's ⎿ distinctive ⏌ logo in green, Greenlight has also built up a mailing

list of over 22,000 customers who receive monthly newsletters. "I don't think people shop here for price," Fitting said. People like the store because they can be comfortable *browsing while being culturally stimulated at the same time. [　　D　　], simply by *perusing the *engaging displays. This *zeal for books inevitably leads people to the "Staff *Picks" shelf where the books are 15 percent off.
(*注　foyer：ロビー　　enticements：誘惑するもの　　fliers：宣伝用ちらし
browse：（商品を）見て歩く　　peruse：ざっと読む　　engaging：人を引き付ける
zeal：熱意　　picks：特選書)

④ "I don't know why, but after age 40 (　　1　　) with customers became less imperative for me than before," said mid-40s Sarah McNally, the Canadian-born owner of the bookstore, McNally Jackson Books, in Soho. Her success as an independent bookseller may be tied to her ⌊emphasis⌋ on "*localism." Soho has become one of the *coolest neighborhoods in Manhattan, and home to many trendy, *upscale shops. As Soho attracts internationally *minded people, so does the bookstore. As McNally pointed out, "Our customers are from all over." Books for the store are evaluated and selected to reflect the cultural ⌊diversity⌋ and interests of the community. For example, the "Syrian *Lit" sign might catch your eye while browsing. Syrian literature sounds unique and timely, so you might buy one or two books to *better your (　　2　　) of today's world. Likewise, the "New & *Noteworthy History & Politics" shelf may also impress you with its geographically and *chronologically extensive coverage. McNally said, "It is important to show what is (　　3　　) now in the world." Fortunately, customers do seem to get it, and they enjoy discovering new interests in her store.
(*注　localism：地域主義　　cool：素敵な　　upscale：高級志向の　　minded：
関心のある　　Lit = literature　　better = improve　　noteworthy：注目に値する
chronologically：年代順に)

⑤ No matter what your cultural background is and what your interests are, your mind will drift among the shelves in this 6,000 *sq. foot (about 560 sq. meters) bookstore established in 2004. It's not a huge store, but after (　　4　　) for the first two or three years, McNally Jackson Books has attained one of the highest per square-foot sales figures in the U.S.　Another reason for this success is that their staff is as serious about customer service as it is about book selections.　They'll do book searches for you, and it's easy to imagine how grateful customers must feel when their longed-for books are found.　With these services, the store has gained a number of return customers.

(*注　sq. = square)

問１９：第①パラグラフ中の（　　A　　）に入れるべき最も適切な語（句）を次から選べ。

　　1. be delivered　　　2. delivered　　　3. delivering　　　4. to deliver

マーク式解答欄　１９

問２０：第②パラグラフ中の（　　　B　　　）に入れるべき最も適切な表現を次から選べ。

　　1. decided to import several more foreign magazines
　　2. found that people missed bookstores most of all
　　3. realized how important it is to attract tourists
　　4. tried to solve the long-term health problems

マーク式解答欄　２０

問２１：第②パラグラフ中の下線部 (bookstore; opening; dreamed; who; women; a; of) に与えられた語（セミコロンで区切られている）を最も適切な語順に並べ替えるとき，（　　　　　）の中で前から３番目に来る語は次のどれか。

　　1. bookstore　　　2. opening　　　3. dreamed
　　4. who　　　5. women　　6. a　　　7. of

マーク式解答欄　２１

問２２：第②パラグラフ中の　residential　の最も適切な意味を次から選べ。

1. fit for producing crops
2. having inconvenient transportation
3. having to do with education
4. suitable for private houses　　　　　マーク式解答欄２２

問２３～問２４：第③パラグラフ中の　critical , distinctive　の各語とほぼ同じ意味を有し，置き換えが可能な最も適切な語を次から１語ずつ選べ。

1. characteristic	2. decisive	3. frequent
4. harmful	5. peripheral	6. reverse

問２３：critical　との置き換えが可能な語はどれか。　マーク式解答欄　２３
問２４：distinctive　との置き換えが可能な語はどれか。　マーク式解答欄　２４

問２５～問２７：第③パラグラフ中の　[　　C　　]　全体が次の日本語に相当する英文になるように，最も適切な語を下から選んで文中のすべての（　　　）を埋めるとき，（　C-1　）～（　C-3　）に入れるべき語はどれか。各語は１回ずつ使用せよ。

「関連書籍の展示をともなう店内イベントの案内掲示は無視できない」

Signs（　C-1　）（　　　　）（　　　　）with（　C-2　）book（　　　　）（　　　　）（　C-3　）（　　　　）miss

1. announcing	2. are	3. displays	4. events
5. hard	6. related	7. store	8. to

問２５：（　C-1　）に入れるべき語はどれか。　マーク式解答欄　２５
問２６：（　C-2　）に入れるべき語はどれか。　マーク式解答欄　２６
問２７：（　C-3　）に入れるべき語はどれか。　マーク式解答欄　２７

問２８～問３０：第③パラグラフ中の [　　　D　　　] 全体が次の日本語に相当する英文になるように，最も適切な語を下から選んで文中のすべての（　　　）を埋めるとき，（ D-1 ）～（ D-3 ）に入れるべき語はどれか。各語は１回ずつ使用せよ。

「自分たちが興味を持つとは全く想像もしなかった本を知ることに，
客たちはわくわくするのだ」

Customers（　　　　　）(D-1)（　　　　　）acquaint themselves with
（　　　　）they never (D-2) they（　　　　）(D-3)（　　　　）in

1. are	2. be	3. books	4. excited
5. imagined	6. interested	7. to	8. would

問２８：（ D-1 ）に入れるべき語はどれか。　　　　マーク式解答欄　２８

問２９：（ D-2 ）に入れるべき語はどれか。　　　　マーク式解答欄　２９

問３０：（ D-3 ）に入れるべき語はどれか。　　　　マーク式解答欄　３０

問３１：次の英文が第②～第③パラグラフの内容と一致するように，英文中の（　　　　　　　）に下から最も適切なものを選べ。

Greenlight Bookstore (＿＿＿＿＿).

1. is an online shopping site whose customers are automatically added to the mailing list
2. has recently combined with the big U.S. company, Borders
3. is located in a crowded but casual shopping street in Fort Green
4. was opened by Jessica Bagnulo and Rebecca Fitting in late May 2017

マーク式解答欄　３１

問３２～問３５：第④～⑤パラグラフ中の（　　１　　）～（　　４　　）に入れるべき最も適切な語を次から選べ。各語は１回ずつ使用せよ。

| 1. chatting | 2. happening | 3. struggling | 4. understanding |

問３２：（　　１　　）に入れるべき語はどれか。　　　　マーク式解答欄　３２
問３３：（　　２　　）に入れるべき語はどれか。　　　　マーク式解答欄　３３
問３４：（　　３　　）に入れるべき語はどれか。　　　　マーク式解答欄　３４
問３５：（　　４　　）に入れるべき語はどれか。　　　　マーク式解答欄　３５

問３６：第④パラグラフ中の　emphasis　の意味に最も近い語を次から選べ。

1. belief　　　　2. intention　　　　3. potential　　　　4. stress

マーク式解答欄　３６

問３７：第④パラグラフ中の　diversity　の意味に最も近い語を次から選べ。

1. perspective　　2. standard　　　3. tendency　　　4. variety

マーク式解答欄　３７

問３８：次の英文が第④～第⑤パラグラフの内容と一致するように，英文中の（　　　　　　　　）に下から最も適切なものを選べ。

McNally Jackson Books (　　　　　　　).

1. attracts those people who are willing to enlarge their views
2. is equipped with computers so that customers can order books by themselves
3. is owned by a middle-aged Syrian woman
4. was opened in an area where people have prejudice against foreigners

マーク式解答欄　３８

問３９：本文中に出てくる次の語のうち，<u>下線部の発音が他の３語と異なる語</u>を選べ。

1. comfort<u>a</u>ble　　2. eng<u>a</u>gement　　3. gr<u>a</u>teful　　4. stimul<u>a</u>te

マーク式解答欄 ３９

問４０：本文の内容と一致しているものを次から１つ選べ。

1. Customers at Greenlight Bookstore are often greeted with their first names.
2. Jessica Bagnulo is one of the local customers who shop books at Greenlight Bookstore.
3. Sarah McNally's bookstore has attracted only Canadian customers.
4. Syrian literature books are always 15 percent off at McNally Jackson Books.

マーク式解答欄 ４０

（出典：Emi Oshima. "Independent Bookstores Flourish in Hip Big Apple." *Asahi Weekly*.）

【 3 】次の英文は旅行で使える英語表現について解説したものである。これを読ん
で，問４１〜問５０に答えよ。　　　　　　　　　　　　　　　　（２０点）

With your map in hand, you can set out to see a city.　Occasionally you may have
to ask directions like these:

　　Can you tell me where Crescent Park is?
　　Do you know where the train station is?
　　Will this street (　1 　) me to the art museum?
　　Where is the nearest subway station?
　　Is there a bus stop near here?

Sometimes the replies are easy to understand:

　　Go straight ahead.
　　Turn right at the next corner.
　　Go left at the *intersection.
　　Two *blocks ahead.　You can't (　2 　) it.
　　Turn at the third traffic light on your left.

But sometimes replies are rather difficult to understand.　Bus stops, in
particular, are sometimes a problem to (　3 　).　Many streets only (　4 　) one-way
traffic.　So the bus comes down one street and goes back on another.　If the streets
are "parallel," the conversation may (　5 　) like this:

　　Traveler : Excuse me.　Can you tell me where the bus stop is?
　　Resident : What bus do you want to get?
　　T : The bus for downtown.　[　　A　　].
　　R : That's Bus Number Two. You have to go one block over.　Get it on the
　　　　street parallel to this.
　　T : Excuse me.　[　　B　　].　What does "one block over" mean?
　　R : Cross the street and turn at the corner.　Go down that side street for one

　　　block. [　　C　　] parallel to this one.

T: I see.

R: The traffic on that street goes in the opposite direction.　You can get a bus
　　　for down town on that street.　[　　D　　].

T: Thanks very much.　[　　E　　], right?

R: Right.

(*注　intersection：交差点　　blocks：（市街地の通りに囲まれた）街区，ブロック)

問41〜問45：本文中の（　1　）〜（　5　）に入れるべき最も適切な語を次から選べ。各語は1回ずつ使用せよ。

　　1. allow　　　2. find　　　3. miss　　　4. sound　　　5. take

　　問41：（　1　）に入れるべき語はどれか。　　　マーク式解答欄　41

　　問42：（　2　）に入れるべき語はどれか。　　　マーク式解答欄　42

　　問43：（　3　）に入れるべき語はどれか。　　　マーク式解答欄　43

　　問44：（　4　）に入れるべき語はどれか。　　　マーク式解答欄　44

　　問45：（　5　）に入れるべき語はどれか。　　　マーク式解答欄　45

問46〜問50：本文中の[　　A　　]〜[　　E　　]に入れるべき最も適切な表現を次から選べ。各表現は1回ずつ使用せよ。

　　1. I don't understand

　　2. I don't know the number

　　3. The bus stop is in front of the bank

　　4. You said Bus Number Two

　　5. You will come out on the street

問４６：[　　　Ａ　　　] に入れるべき語はどれか。　　　マーク式解答欄　４６

問４７：[　　　Ｂ　　　] に入れるべき語はどれか。　　　マーク式解答欄　４７

問４８：[　　　Ｃ　　　] に入れるべき語はどれか。　　　マーク式解答欄　４８

問４９：[　　　Ｄ　　　] に入れるべき語はどれか。　　　マーク式解答欄　４９

問５０：[　　　Ｅ　　　] に入れるべき語はどれか。　　　マーク式解答欄　５０

（出典：Richard T. Goodman　『続・旅行者のための英語ハンドブック』）

『以　上』

化　学

問題

（60分）

問１～問２５の解答を，指定された解答欄にマークせよ。

必要があれば，次の数値を用いよ。

原子量：　$H = 1.0$，　$C = 12$，　$N = 14$，　$O = 16$，　$Na = 23$

アボガドロ定数：6.02×10^{23} /mol

気体定数：8.3×10^{3} Pa·L/(K·mol)

セルシウス温度目盛りのゼロ点　0 ℃：273 K

標準状態：0 ℃，　1.013×10^{5} Pa

31年度

1 次の問い（**問1〜問4**）に答えよ。 （19点）

問1 メタン **CH₄**，アンモニア **NH₃**，水 **H₂O**，二酸化炭素 **CO₂** の分子の形および極性に関する次の記述のうち，正しいもののみをすべて含む組み合わせはどれか。

(a) **CH₄** は正方形の無極性分子である。
(b) **NH₃** は三角すい形の極性分子である。
(c) **H₂O** は直線形の無極性分子である。
(d) **CO₂** は折れ線形の極性分子である。

(1) [(a)]　　　(2) [(b)]　　　(3) [(c)]
(4) [(d)]　　　(5) [(a), (b)]　　(6) [(a), (c)]
(7) [(a), (d)]　　(8) [(b), (c)]　　(9) [(b), (d)]
(10) [(c), (d)]

問2　金属の単体または化合物に関する次の記述のうち，正しいもののみ
をすべて含む組み合わせはどれか。

(a) $BaSO_4$ と $Ba(OH)_2$ はいずれも水に溶けにくい。

(b) Ca は水と反応して塩基性の化合物を生じる。

(c) Cu は硝酸と反応して水素を発生しながら溶ける。

(d) $KMnO_4$ は強い酸化作用を示し，過剰のアルケンと反応させると過マ
ンガン酸イオンの赤紫色が消失する。

(1)　[(a), (b)]　　　　(2)　[(a), (c)]　　　　(3)　[(a), (d)]
(4)　[(b), (c)]　　　　(5)　[(b), (d)]　　　　(6)　[(c), (d)]
(7)　[(a), (b), (c)]　　(8)　[(a), (b), (d)]　　(9)　[(a), (c), (d)]
(10)　[(b), (c), (d)]

問3　27 ℃ で空気 20 g を 16 L の密閉容器に詰めた。この容器内の酸素
の分圧〔Pa〕として最も近い数値はどれか。ただし，空気はモル分率と
して窒素 80 %，酸素 20 % からなる混合気体とし，理想気体としてふ
るまうものとする。

(1)　1.1×10^4　　　　(2)　2.2×10^4　　　　(3)　4.4×10^4
(4)　6.6×10^4　　　　(5)　8.8×10^4　　　　(6)　1.1×10^5
(7)　2.2×10^5　　　　(8)　4.4×10^5　　　　(9)　6.6×10^5
(10)　8.8×10^5

問 4　下図の実線**ア**は, 2 種類の仮想の 2 原子分子 A_2 と B_2 の反応のエネルギー変化を示している。

$$A_2 \,(気) \,+\, B_2 \,(気) \,\rightarrow\, 2\,AB \,(気)$$

次の記述のうち, 正しいもののみをすべて含む組み合わせはどれか。

マーク式解答欄　**4**

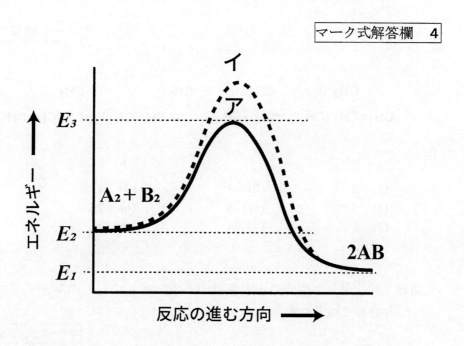

(a) 実線**ア**で示される反応の活性化エネルギー〔kJ/mol〕は $E_3 - E_1$ で表される。

(b) AB の生成熱〔kJ/mol〕は $\dfrac{E_2 - E_1}{2}$ で表される。

(c) 触媒を加えると, 破線**イ**で表される経路で反応が進む。

(d) 触媒を加えると, 反応熱は小さくなる。

(1)　[(a)]　　　　(2)　[(b)]　　　　(3)　[(c)]
(4)　[(d)]　　　　(5)　[(a), (b)]　　(6)　[(a), (c)]
(7)　[(a), (d)]　　(8)　[(b), (c)]　　(9)　[(b), (d)]
(10)　[(c), (d)]

2　次の問い（**問5〜問7**）に答えよ。　　　　　　（１6点）

問5　シス−トランス異性体（幾何異性体）や鏡像異性体（光学異性体）のように，原子の結合の順序は同じであるが，立体構造が異なる異性体を立体異性体という。下記の化合物には何種類の立体異性体が存在するか。

マーク式解答欄　　**5**

$$CH_3-\underset{\underset{CH_3}{|}}{CH}-(CH_2)_3-\underset{\underset{CH_3}{|}}{CH}-(CH_2)_3-\underset{\overset{CH_3}{|}}{C}=CH-(CH_2)_2-\underset{\overset{CH_3}{|}}{C}=CH-CH_2OH$$

(1) 2		(2) 3		(3) 4	
(4) 5		(5) 6		(6) 7	
(7) 8		(8) 9		(9) 10	

問6　ベンゼンに関する次の記述のうち，正しいもののみをすべて含む組み合わせはどれか。

マーク式解答欄　　**6**

(a) 常温・常圧で液体であり，特有のにおいをもつ。

(b) 臭素水を加えると，臭素水の色がすぐに消える。

(c) 1つの分子中のすべての原子は，同一平面上にある。

(d) 炭素原子間の結合距離はすべて同等で，エチレンの炭素原子間の結合距離より短い。

(1) ［(a), (b)］	(2) ［(a), (c)］	(3) ［(a), (d)］
(4) ［(b), (c)］	(5) ［(b), (d)］	(6) ［(c), (d)］
(7) ［(a), (b), (c)］	(8) ［(a), (b), (d)］	(9) ［(a), (c), (d)］
(10) ［(b), (c), (d)］		

問7　構成酸がリノール酸 ($C_{17}H_{31}COOH$) のみからなる油脂 **32.7 g** に完全に水素 H_2 を付加して，構成酸が飽和脂肪酸であるステアリン酸のみからなる油脂に変換した。このとき，必要な水素 H_2 の標準状態における体積〔L〕はいくらか。最も近い値を選べ。ただし，水素は理想気体としてふるまうものとする。

マーク式解答欄　7

(1)　1.67　　　(2)　2.36　　　(3)　2.50
(4)　4.72　　　(5)　5.01　　　(6)　5.23
(7)　7.07　　　(8)　7.51　　　(9)　7.85

3　　次の記述を読んで，問い（**問 8 ～問 12**）に答えよ。　　（23 点）

　　純物質の状態は，その物質がおかれている温度と圧力で決まる。**図 1** は水 H_2O の状態図で，温度と圧力によって H_2O がどのような状態になるかを示している。領域①，②，③では固体，液体，気体のいずれかの状態をとる。**図 2** は，大気圧 $1.0 \times 10^5\,Pa$ の下で，H_2O（固）を加熱して単位時間当たり一定の熱量を与えていったときの加熱時間と H_2O の温度との関係を示す。

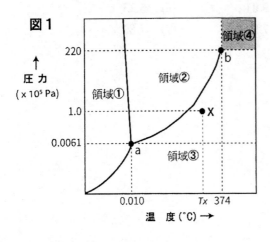

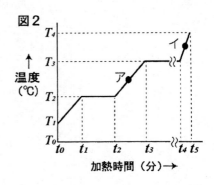

問9　図1の点 **X** で表される状態の H_2O を，圧力を 1.0×10^5 Pa に保ったまま温度をゆっくりと下げていったときの体積変化を表すグラフとして適切なものはどれか。ただし，**4 ℃** での H_2O の密度は **0.999973 g/mL**，**0 ℃** の H_2O では **0.999841 g/mL** であり，点 **X** の温度 T_X は $100 ℃ < T_X < 150 ℃$ とし，容器内に H_2O 以外の物質は存在しないものとする。

マーク式解答欄　9

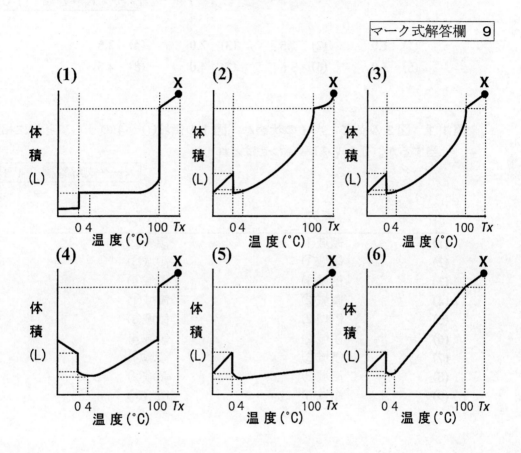

問10　ある温度および圧力で，H_2O の状態を図1の領域②から領域③に変化させたとき，45 kJ/mol の熱量が必要であった。同じ温度と圧力で領域②の状態の H_2O 1.0 g をすべて領域③の状態に変化させるために必要な熱量〔kJ〕に最も近いものはどれか。

マーク式解答欄　10

(1)　1.0　　　(2)　1.5　　　(3)　2.0　　　(4)　2.5

(5)　3.0　　　(6)　3.5　　　(7)　4.0　　　(8)　4.5

問11　図2の点アと点イの状態は，図1の領域①〜④のうち，どれに相当するか。正しい組み合わせはどれか。

マーク式解答欄　11

	点ア	点イ
(1)	領域①	領域②
(2)	領域①	領域③
(3)	領域①	領域④
(4)	領域②	領域①
(5)	領域②	領域③
(6)	領域②	領域④
(7)	領域③	領域①
(8)	領域③	領域②
(9)	領域③	領域④

問１２　大気圧 1.0×10^5 Pa の下で，**1 g** の氷を融解させるのに，**1 分間あ**たり **y** 〔**kJ**〕の熱を加える必要があったとする。**図２**をもとに融解熱〔**kJ/mol**〕を表す式を作成するとき，適切なものはどれか。

マーク式解答欄　　１２

(1)　$y(t_1 - t_0)$　　　　(2)　$y(t_2 - t_1)$　　　　(3)　$18y(T_1 - T_0)$

(4)　$18y(t_1 - t_0)$　　　(5)　$18y(T_2 - T_1)$　　(6)　$18y(t_2 - t_1)$

(7)　$18y(T_4 - T_3)$　　(8)　$18y(t_4 - t_3)$　　(9)　$\dfrac{y(t_1 - t_0)}{18}$

(10)　$\dfrac{y(t_2 - t_1)}{18}$

4 　次の記述を読んで，問い（**問13〜問16**）に答えよ。（22点）

　水酸化ナトリウムの固体を純水に溶かして，中和滴定に用いる標準溶液（溶液 **X** とする）をつくった。溶液 **X** の正確な濃度を求めるために，以下の実験を行った。

　操作 I：純粋なシュウ酸二水和物を正確に **1.26 g** はかりとり，少量の純水に溶かして器具 **A** に完全に移し，さらに純水を加えて全量を正確に **200 mL** にした。なおシュウ酸は示性式 **HOOC-COOH** で表される 2 価のカルボン酸である。

　操作 II：**操作 I** で得られた水溶液 **10.0 mL** を器具 **B** を用いて正確にコニカルビーカーに移し，適切な指示薬を加えた。

　操作 III：溶液 **X** をビュレットに入れて液面の目盛りを **0〔mL〕** に合わせたのち，コニカルビーカー内の水溶液へ滴下した。指示薬が変色したところで滴下を止めて目盛りを読むと，**19.40〔mL〕** であった。

問13　器具 **A**, **B** として適切なものが下図に含まれている。正しい組み合わせはどれか。

マーク式解答欄　　**13**

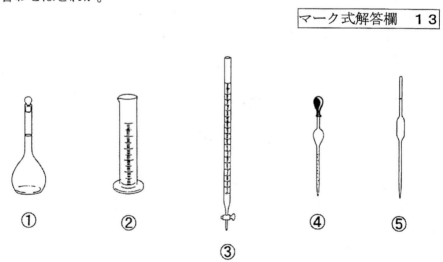

①　　　　　②　　　　　　　　　④　　　　　⑤

③

	A	B
(1)	①	②
(2)	①	④
(3)	①	⑤
(4)	②	③
(5)	②	④
(6)	②	⑤

問14　器具 **A**, **B**, コニカルビーカー, ビュレットのうち, 洗浄した直後でその内面が純水でぬれていてもそのまま使えるものの組み合わせとして適切なものはどれか。〇は「使える」, ×は「使えない」を表す。

マーク式解答欄　14

	A	B	コニカルビーカー	ビュレット
(1)	〇	〇	〇	〇
(2)	〇	×	〇	×
(3)	〇	×	×	×
(4)	×	〇	〇	〇
(5)	×	〇	×	〇
(6)	×	×	〇	×

問１５　**操作 III** の下線部の状態を表す適切な図はどれか。ただし，図は
ビュレットの一部を示し，短い目盛りは **0.1 mL** ごとに，長い目盛りは
0.5 mL ごとに刻まれている。灰色で塗られた部分は標準溶液を，破線
は標準溶液の曲面の上端を示す。

マーク式解答欄　　１５

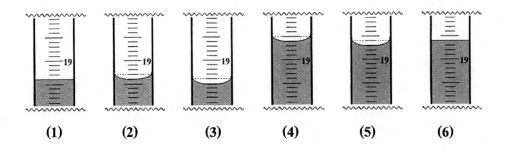

(1)　　　　　(2)　　　　　(3)　　　　　(4)　　　　　(5)　　　　　(6)

問１６　溶液 **X** の水酸化ナトリウム濃度〔**mol/L**〕として最も近いものは
どれか。

マーク式解答欄　　１６

(1)　1.5×10^{-2}　　　(2)　2.6×10^{-2}　　　(3)　3.6×10^{-2}

(4)　5.2×10^{-2}　　　(5)　7.2×10^{-2}　　　(6)　1.0×10^{-1}

5　次の記述を読んで，問い（**問17～問21**）に答えよ。（２６点）

1．化合物 **A，B，C** は，いずれも分子式 $C_9H_{10}O_2$ で表され，いずれも ベンゼン環に１つの置換基をもつエステルである。

2．**A** を加水分解すると，化合物 **D** とベンゼン環をもつ化合物 **E** が生成した。**E** には鏡像異性体（光学異性体）が存在する。

3．**B** を加水分解すると，化合物 **F** とベンゼン環をもつ化合物 **G** が生成した。化合物 **F** はヨードホルム反応が陽性であった。

4．**C** を加水分解すると，化合物 **H** とベンゼン環をもつ化合物 **I** が生成した。化合物 **I** に塩化鉄(Ⅲ)水溶液を加えると青～赤紫色を呈した。

問17　化合物 **A** 150 mg を完全燃焼させたときに生成する水の質量〔mg〕として最も近い値はどれか。

マーク式解答欄　17

(1)　12　　　　(2)　15　　　　(3)　45
(4)　90　　　　(5)　120　　　(6)　135
(7)　150　　　(8)　180

問18　化合物 **D** として正しいものはどれか。

マーク式解答欄　18

(1)　メタノール　　(2)　エタノール　　(3)　1-プロパノール
(4)　2-プロパノール　(5)　ギ酸　　　(6)　酢酸
(7)　プロピオン酸　(8)　乳酸

問19 化合物 **E** の構造異性体のうち，ベンゼン環に **3** つ置換基をもち塩化鉄(Ⅲ)水溶液によって青～赤紫色を呈するものは何種類存在するか。

マーク式解答欄 　**19**

(1) 1	(2) 2	(3) 3
(4) 4	(5) 5	(6) 6
(7) 7	(8) 8	(9) 9

問20 化合物 **E** の構造異性体のうち，分子中にベンゼン環とエーテル結合をもつものは何種類存在するか。

マーク式解答欄 　**20**

(1) 1	(2) 2	(3) 3
(4) 4	(5) 5	(6) 6
(7) 7	(8) 8	(9) 9

問21　化合物 **D～I** に関する次の記述のうち，正しいもののみをすべて含む組み合わせはどれか。

(a)　**D～I** の中で，ヨードホルム反応を示すものは **F** のみである。

(b)　**D～I** の中で，銀鏡反応を示すものは存在しない。

(c)　炭酸水素ナトリウム水溶液に **G** と **H** をそれぞれ加えると，いずれも二酸化炭素が発生する。

(d)　**I** の水溶液に臭素水を加えると，白色沈殿が生じる。

(1)　[(a), (b)]	(2)　[(a), (c)]	(3)　[(a), (d)]
(4)　[(b), (c)]	(5)　[(b), (d)]	(6)　[(c), (d)]
(7)　[(a), (b), (c)]	(8)　[(a), (b), (d)]	(9)　[(a), (c), (d)]
(10)　[(b), (c), (d)]		

$\boxed{6}$　次の記述を読んで，問い（**問22〜問25**）に答えよ。（19点）

　　下図に構造式を示した人工甘味料であるアスパルテームを塩酸で完全に加水分解したところ，アミノ酸 **A** と **B** が得られた。この水溶液の **pH** を **5.5** に調整し，この溶液に，アスパルテームを溶解してろ紙の中央部（下図の**ウ**の部分）に滴下し，**pH** が **5.5** の条件下で電気泳動を行った。電気泳動後のろ紙にニンヒドリン溶液を噴霧し加温したところ，下図の**ア〜オ**のうちの **3** か所の位置に呈色が観察された。アスパルテームの等電点は **5.2** であり，アミノ酸 **A** の等電点は **5.5** であった。

アスパルテームの構造

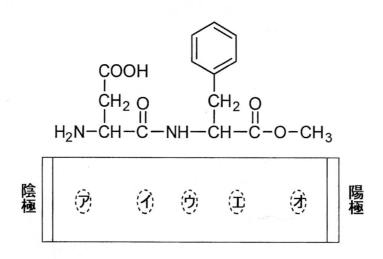

問22　電気泳動後のアミノ酸 **A** の位置として適切なものはどれか。ただし，**3** 種の化合物の移動距離は正確ではないが，移動の方向と移動距離の順番は正しいものとする。

$\boxed{\text{マーク式解答欄　22}}$

(1)　ア	(2)　イ	(3)　ウ
(4)　エ	(5)　オ	

問２３　電気泳動後のアミノ酸 **B** の位置として適切なものはどれか。ただし，**3** 種の化合物の移動距離は正確ではないが，移動の方向と移動距離の順番は正しいものとする。

マーク式解答欄　２３

(1)　ア　　　　　(2)　イ　　　　　(3)　ウ
(4)　エ　　　　　(5)　オ

問２４　アスパルテームに関する記述のうち，正しいもののみをすべて含む組み合わせはどれか。

マーク式解答欄　２４

(a) アスパルテームの水溶液に薄い水酸化ナトリウム水溶液と薄い硫酸銅(II)水溶液を少量加えると，赤紫色を呈する。

(b) アスパルテームの水溶液に濃硝酸を加えて加熱すると黄色になり，さらにアンモニア水を加えて塩基性にすると橙黄色になる。

(c) アスパルテームの水溶液にヨウ素ヨウ化カリウム水溶液を加えると，青紫色を呈する。

(d) アスパルテームを無水酢酸と完全に反応させると，ニンヒドリン溶液で呈色しなくなる。

(1)　[(a), (b)]　　　(2)　[(a), (c)]　　　(3)　[(a), (d)]
(4)　[(b), (c)]　　　(5)　[(b), (d)]　　　(6)　[(c), (d)]
(7)　[(a), (b), (c)]　(8)　[(a), (b), (d)]　(9)　[(a), (c), (d)]
(10)　[(b), (c), (d)]

問２５　アスパルテーム **294 mg** に含まれている窒素をすべてアンモニア NH_3 に変化させ，完全に水に溶かして **10 mL** の水溶液とした。この水溶液の **pH** として最も近いものはどれか。ただし，NH_3 の塩基の電離定数 $K_b = 2.0 \times 10^{-5}$ mol/L とし，水のイオン積 $K_w = 1.0 \times 10^{-14}$ (mol/L)^2 とする。必要ならば $\log_{10}2 = 0.30$，$\log_{10}3 = 0.48$ の値を用いよ。

マーク式解答欄　２５

(1)	10.30	(2)	10.48	(3)	11.00	(4)	11.30
(5)	11.48	(6)	12.00	(7)	12.30	(8)	12.48

『以　上』

英 語

解答

31年度

1

〔解答〕

問1 5	問2 8	問3 2
問4 6	問5 7	問6 3
問7 1	問8 4	問9 2
問10 1	問11 3	問12 4
問13 2	問14 2	問15 5
問16 2	問17 4	問18 4

〔出題者が求めたポイント〕

問1～問8
選択肢訳
1．彼は決して我々の背中をこすらない。
2．おちついて、ウォルター。
3．夫もここに呼んでこの話を聞かせていいですか。
4．今度いつウォルターを診察していただけますか。
5．これがウォルターです。
6．ウォルター、君は何歳かな。きっと 10 歳か 11 歳だと思うんだけど。
7．関節炎専門医のところでは、彼は何をしていますか。
8．もっと年長の方かと思ってました。

問9～問11
1．as if ～「あたかも～のように」。
2．where ここでは関係副詞。an efficiency apartment を修飾する。
3．whether ～「～かどうか」。

問12～問15　正解の英文
(A) watching Walter walk around the room was enough of an examination for me,
(B) I considered teaching him special exercise for his knees, but this kid did not need more exercise.

問16 「父親を呼んでもよいか」という母親の質問に答えてなので、his father が正解。
問17 take to ～「～を好きになる」なので、start liking が正解。
問18 ④パラグラフの最終文に一致。

〔全訳〕

① 長い一週間だった ― 誰の目から見ても。私と妻は最近、17 年間の結婚の後、別居した。私は自分の家の 10 分の 1 以下大きさのワンルームマンションに引っ越し、そこで、徐々にではあるが、2 人の子供を楽しませられるようになっていた。

② その週、最後の予約は、ウォルター・ジョンソンという名の新しい患者だった。私は看護師から彼のカルテを受け取り、「ジョンソンさん」と声をかけた。待合室で、女性は自分の小さな男の子に困ったような視線を向けていた。

女性は自分の息子を指さして「ウォルターです」と言っ

た。

「ドクター・リンです。こんにちは。もっと年長の方かと思ってました」。少年と握手をしながら私は釈明した。

私は母親と息子を診察室に案内したが、そこでウォルターは、まるでそれがジャングルジムであるかのように、診察台の上に乗ったり降りたりし始めた。彼が動くたびに、台の上の紙がかさかさと音を立てた。

「落ち着いて、ウォルター」と彼の母親は言って、私の方を向いた。「彼はお医者に会うと緊張するのです」。

「私もですよ」と私は答えた。「ウォルター、君は何歳かな。きっと 10 歳か 11 歳だと思うんだけど」。

彼は微笑み、私に向かって 5 本の指を振った。幼い子供はいつも、年上に間違われるのが大好きなのだ。このことを利用して私は子供たちと信頼関係を築くことにしている。

③ ウォルターは部屋の探索を続けた。彼は血圧計のカフを壁から引き離し、キャビネットの中の未使用のガウンの山を調べだした。

「私にはウォルターはかなり元気そうに見えますね」と私は言った。「関節炎専門医のところでは、彼は何をしていますか」。

母親は、ウォルターが 2 年間膝の痛みを感じていたこと、朝と就寝時に悪化すること、そして、最近両膝にいくらかの腫れと熱があることに気づいた、と説明した。他に症状はなく、イブプロフェンが彼の不快感を和らげているようだった。

④ 私にとってウォルターが部屋を歩きまわるのを見るだけで検査は十分だったが、おそらく母親のためになると思って、私は彼をおだてて診察台の上に乗せた。彼のすべての関節は触った時の痛みもなく、うまく動いていた。そして、彼の膝は、どちらかといえば、ちょっとこそばゆいだけだった。

私は彼の母親に、ウォルターはおそらく、軽症の小関節若年性関節リウマチであり、彼の痛みと腫れは関節に何らの永続的な損傷もなく、徐々に改善するだろうと説明した。私は彼が毎日イブプロフェンを服用することを薦めた。私は彼（ウォルター）に彼の膝のための特別な運動を教えようかと考えたが、この子にはこれ以上の運動は必要なかった。私は診察を終え、この症状の少数の子供に起こりうるかすかな炎症に関して、眼科医にウォルターの眼を診てもらうよう母親に話した。

⑤ 「夫もここに読んでこの話を聞かせていいですか」と母親は尋ねた。

「もちろん」。私は口角を上げ微笑んで答えた。私の話を繰り返すよう求められたが、それは、1 マイル競争の終盤、ゴール直前でコーチからもう一周全速力で走るように言われたようなものだった。父親を連れてくるよう、私はウォルターを待合室に呼びにやらせた。

私は、家族全員に若年性関節リウマチについて話をした。そして、彼らのホームドクターが行った検査のおか

げで、関節炎以外の想定される原因が排除できたことを説明した。話の途中で、私は、小さい２つの手が私の固い肩甲骨と背の上部をこすっているのを感じた。患者にマッサージをしてもらってよいのかどうかわからなかったが、気持ちが良かったので、私は話し続けた。

⑥ 彼の両親は微笑み、そして笑った。

「ウォルターがこんな風に誰かを好きになるのは見たことがありません」と彼の母親は言った。

「彼は決して私たちの背中をこすってはくれません」。

自分の名を聞いて、ウォルターは照れくさくなり、再び部屋の中を歩きだした。私は父親に、彼の息子の膝は徐々に良くなるだろうと言った。そして私は腰掛から立ち上がった。

「今度いつウォルターを診察していただけますか」と父親は尋ねた。

「毎週金曜日の午後なら結構です。しかし、６か月後のお約束で全く問題ないでしょう」。

❷

〔解答〕

問19 2　問20 2　問21 3
問22 4　問23 2　問24 1
問25 1　問26 6　問27 5
問28 4　問29 5　問30 2
問31 3　問32 1　問33 4
問34 2　問35 3　問36 4
問37 4　問38 1　問39 1
問40 1

〔出題者が求めたポイント〕

問19 have + O + Vp.p.「〜してもらう」の形なので、delivered が正解。

問20 選択肢訳
　1．さらにいくつかの外国雑誌を輸入する決定をした
　2．人々がとりわけ書店がないことに不自由しているのを知った
　3．観光客を引き付けることがどれほど重要かに気づいた
　4．長期的な健康問題を解決しようとした

問21 正解の英文
　women who dreamed of opening a bookstore

問22 residential「居住に適した」なので、4が正解。

問23 critical「決定的な」なので、2が正解。

問24 distinctive「独特の」なので、1が正解。

問25〜問27 正解の英文
　Signs announcing store events with related book displays are hard to miss

問28〜問30 正解の英文
　Customers are excited to acquaint themselves with books they never imagined they would be interested in

問31 選択肢訳
　「グリーンライト・ブックストアは〜」

1．客が自動的にメーリングリストに追加されるオンラインショッピングサイトだ
2．最近アメリカの大企業、ボーダーズと合併した
3．フォートグリーンの、混んでいるがカジュアルなショッピングストリートにある
4．ジェシカ・バヌロとレベッカ・フィッティングによって、2017年５月下旬に開店した

問32〜問35
chatting「おしゃべりをしている」。happening「起こっている」。struggling「苦闘している」。understanding「理解している」。

問36 emphasis「強調」。belief「信念」。intention「意図」。potential「可能性」。stress「強調」。

問37 diversity「多様性」。perspective「見解」。standard「標準」。tendency「傾向」。variety「多様性」。

問38 選択肢訳
　「マクナリー・ジャクソン・ブックスは〜」
　1．自分の見解を広げようとする人を引きつける
　2．客が自分で本の注文ができるように、コンピュータを備えている
　3．中年のシリア人女性によって所有されている
　4．人々が外国人に対する偏見を持つ地域で開業した

問39 comfortable[ə] / engagement[ei] / grateful[ei] / stimulate[ei]

問40 選択肢訳
　1．グリーンライト・ブックストアの客は、しばしばファーストネームで出迎えられる。
　2．ジェシカ・バヌロはグリーンライト・ブックストアで本を買う地元客のひとりだ。
　3．サラ・マクナリーの書店はカナダ人の客だけを引きつけてきた。
　4．シリア文学の本はマクナリー・ジャクソン・ブックスでは常に15パーセント引きだ。

〔全訳〕

① ５月下旬、オンライン大手のアマゾンが、マンハッタンにはじめてのフィジカル・ブックストア（実際の店舗）を開店した。このダウンタウンの店は客でざわついていた。店に行く代わりに、彼らは家からネットで買い物をし、買った本を配達してもらうこともできただろうに。人々は、本を見たり持ったりすることを楽しんでいるようであり、苦労して本を持ち帰ることに喜びさえ感じた。アメリカでは独立系書店の数が増えており、売上は概ね堅調であるため、人々は今でも実際の書店における買い物を楽しんでいると思われる。

② 米国の大手書店チェーンであるボーダーズが少し前に廃業した後、一部の地域には書店がまったくないことが分かった。ブルックリン区フォートグリーンのある町内会は、地元を調査し、人々がとりわけ書店がないことに不自由しているのを知った。その後すぐにこの町内会は、書店の開業を夢見つつ、よく練られた事業計画を持っていた女性、ジェシカ・バヌロとレベッカ・フィッティングに出会った。地元の財政援助と、その他からの支援を受けて、グリーンライト・ブックストアは2009年、

フォートグリーンに店を開いた。その近隣で成功しただけでなく、グリーンライトはその後、近くの住宅地で2店舗目を開いた。

③ グリーンライトのような独立系書店の多くは、成功するためには、地域社会との親密な関わりが重要だと認識している。人通りは多いがカジュアルな商店街に向って開かれた明るいロビーから、グリーンライトのスタッフは、フレンドリーな挨拶で、しばしばファーストネームで呼びながら客を迎える。この店は地域の文化の中心地として機能しているようだ。関連書籍の展示をともなう店内イベントの案内掲示は無視できない。「我々の店では、イベントはほぼ毎日開催されます」とフィッティング氏は語った。こうしたイベントの中には、作家による新刊本の発表、ディスカッションパネル、地元の作家による講演、子供向けお話の時間などが含まれる。イベント宣伝用チラシや目立つ緑色の店舗ロゴといった店内の誘引手段に加えて、グリーンライトはまた、毎月ニュースレターを受け取る22,000人以上の顧客メーリングリストも作成した。「人々は価格ゆえにここで買い物をするのではないと思います」とフィッティング氏は言った。人々がこの店を好むのは、文化的な刺激を受けながら、本を見て歩くのが心地よいからだ。ただ人を引き付けるディスプレイをざっと読むだけで、自分たちが興味を持つとは全く想像もしなかった本を知ることに、客たちはわくわくするのだ。本に対するこうした熱意は、必然的に人々を15パーセント引きの「スタッフ特選書」棚へと導く。

④ 「なぜか分からないのですが、40歳を超えてから、私にとってお客との雑談が以前ほど義務的なものではなくなりました」と語ったのは、ソーホーの書店、マクナリー・ジャクソン・ブックスの経営者で、カナダ生まれのサラ・マクナリーだ。ソーホーは、マンハッタンで最もクールな地域のひとつとなり、多くのトレンディーで高級志向の店がある。ソーホーが国際的な関心を持っている人々を引き付けるように、書店もこうした人々を引きつける。マクナリーが指摘したように、「私たちの客はあらゆるところから来店します」。この店の本は、文化の多様性とコミュニティの興味を反映するように評価され選択されている。例えば、「シリア文学」の掲示は店内を見て歩くと目を引くかも知れない。シリア文学はユニークでタイムリーに聞こえるので、あなたは、今日の世界をよりよく理解するために1、2冊購入するかも知れない。同様に、「新しく、注目に値する歴史と政治」棚もまた、地理別、年代順の広範な品揃えで、あなたの注目を引くかも知れない。マクナリーは、「世界で今何が起こっているかを示すのが大切なのです」と言った。幸いなことに、顧客はそれを手に入れているように見え、彼女の店で新しい興味の発見を楽しんでいる。

⑤ あなたの文化的背景や興味がたとえ何であれ、2004年に設立されたこの6,000平方フィート（約560平方メートル）の書店の棚の間を、あなたの精神は漂流することだろう。大きな書店ではないが、最初の2、3年の苦闘の後、マクナリー・ジャクソン・ブックスは、米国に

おける1平方フィート当たり最高の売上高を達成した。この成功のもう1つの理由は、スタッフが本の選択と同じくらい顧客サービスに真剣に取り組んでいることだ。彼らはあなたのために本の検索をしてくれるだろう。そして、長年探していた本が見つかったとき、客がどれほど感謝するかは容易に想像がつく。こうしたサービスで、この店は多くのリピート客を獲得したのだ。

3
〔解答〕
問41 5　問42 3　問43 2
問44 1　問45 4　問46 2
問47 1　問48 5　問49 3　問50 4
〔出題者が求めたポイント〕
問41 this street take me to ～「この通りが私を～へ連れて行く」。
問42 You can't miss it.「あなたはそれを見逃すことはできない＝行けばすぐに分かる」。
問43 a problem to find「見つけるのが問題＝見つけにくい」。
問44 only allow one-way traffic「一方通行しか許可しない」。
問45 sound like this「このように聞こえる」。
問46～問50
選択肢訳
1．分かりません
2．番号が分かりません
3．バス停は銀行の前にある
4．あなたはバス番号2と言いました
5．あなたは通りに出るでしょう
〔全訳〕
手に地図があれば、街を見に出かけることができる。時折あなたは、次のように道案内を尋ねなければならないかも知れない。

　クレセントパークがどこにあるか教えてもらえますか。
　電車の駅がどこにあるかご存知ですか。
　この通りを行けば、私は美術館に行けますか。
　一番近い地下鉄の駅はどこですか。
　この近くにバス停はありますか。

時に返答は分かりやすい。

　まっすぐ進んでください。
　次の角で右に曲がってください。
　交差点で左に進みなさい。
　2ブロック先です。行けばすぐに分かります。
　左側の3番目の信号を左に曲がってください。

しかし、時に返答はかなり分かりづらいことがある。特にバス停は、見つけにくいものだ。多くの通りは一方通

行しか許可しない。そのため、バスはある通りを行き、別の通りで戻って来る。通りが「平行」している場合、会話は次のように聞こえるかも知れない。

旅行者：すみません。バス停がどこか教えていただけますか。

住民　：どのバスに乗りたいのですか。

旅行者：ダウンタウン行きのバスです。番号は分かりません。

住民　：それは番号2のバスですね。あなたは1ブロック向こうに行く必要があります。この通りと並行する通りでバスに乗ってください。

旅行者：すみません。分かりません。「1ブロックオーバー」とはどういう意味ですか。

住民　：通りを渡って角を曲がってください。その脇道を1ブロック進みます。この通りと平行した通りに出ます。

旅行者：分かりました。

住民　：その通りは通行が反対方向です。その通りでダウンタウンへのバスに乗ることができます。バス停は銀行の前にあります。

旅行者：どうもありがとう。バス番号2とおっしゃいましたよね。

住民　：そうです。

化　学

解答　　31年度

❶
〔解答〕
問1(2)　問2(5)　問3(2)　問4(2)
〔出題者が求めたポイント〕
分子の形，無機物の反応，気体の法則，反応とエネルギー
〔解答のプロセス〕
問1　(a)正方形 ➡ 正四面体形　　(b)正
　(c)直線形の無極性分子 ➡ 折れ線形の極性分子
　(d)折れ線形の極性分子 ➡ 直線形の無極性分子
問2　(a)$Ba(OH)_2$ は水に溶ける。　(b)正
　　$Ca + 2H_2O \longrightarrow Ca(OH)_2 + H_2$
　(c)水素 ➡ 一酸化窒素または二酸化窒素
　　$3Cu + 8HNO_3(希) \longrightarrow 3Cu(NO_3)_2 + 4H_2O + 2NO$
　　$Cu + 4HNO_3(濃) \longrightarrow Cu(NO_3)_2 + 2H_2O + 2NO_2$
　(d)正　C=C の部分で酸化される。
問3　空気の平均分子量は $28 \times \dfrac{4}{5} + 32 \times \dfrac{1}{5} = 28.8$

　よって空気 20g 中の酸素は $\dfrac{20}{28.8} \times \dfrac{1}{5}$ mol

　気体の状態方程式より
　　p〔Pa〕$\times 16$ L
　　$= \dfrac{20}{28.8} \times \dfrac{1}{5}$ mol $\times 8.3 \times 10^3$ Pa・L/(K・mol)
　　　　　　　　　　　　　　　　　　$\times (273 + 27)$ K
　　$p = 2.16 \times 10^4 ≒ 2.2 \times 10^4$〔Pa〕
問4　(a)$E_3 - E_1 \to E_3 - E_2$
　(b)正　$A_2 + B_2 \to 2AB$ の反応熱は図より $E_2 - E_1$
　AB の生成熱は　$\dfrac{1}{2}A_2 + \dfrac{1}{2}B_2 \longrightarrow AB$　の反応熱
　である。　(c)触媒は活性化エネルギーを小さくするので，破線イは実線アの下に来る。
　(d)反応熱は小さくなる ➡ 変わらない。反応熱は $E_2 - E_1$ である。

❷
〔解答〕
問5(7)　問6(2)　問7(5)
〔出題者が求めたポイント〕
立体異性体，ベンゼンの構造，油脂の水素付加
〔解答のプロセス〕
問5　不斉炭素原子は
$$CH_3-\overset{*}{C}H-(CH_2)_3-\overset{*}{C}H-(CH_2)_3-$$
（上に CH_3　CH_3）
の $\overset{*}{C}$ の1個，C=C はともにシス-トランス異性体の
存在する条件　$\begin{matrix} X \\ Y \end{matrix}C=C\begin{matrix} Z \\ W \end{matrix}$　で　$X \neq Y$ かつ $Z \neq W$

を満足するので，化合物の立体異性体の数は
　　$2 \times 2 \times 2 = 8$
問6　(a)正　　(b)色はすぐ消える ➡ 色は消えない
　(c)正　　(d)ベンゼンの炭素原子間の距離は，単結合(0.15nm)とエチレンの C=C(0.13nm)の間(0.14nm)である。
問7　リノール酸の C=C は2個であるので，リノール酸のみからなる油脂($C_{17}H_{31}COO)_3C_3H_5$(分子量 878)中の C=C は6個。リノール酸のみからなる油脂1mol は水素6mol を付加するから
$$22.4 L/mol \times \dfrac{32.7 g}{878 g/mol} \times 6 = 5.005$$
$$≒ 5.01 mol$$

❸
〔解答〕
問8削除　　問9(5)　問10(4)　問11(5)　問12(6)
〔出題者が求めたポイント〕
水の状態図と状態変化
〔解答のプロセス〕
問8 大学当局の発表に基づき削除
問9　(i)点 X では全て気体なので100℃まで体積は直線的に減少する ➡ 図(2)は不適
　(ii)100℃では気体のすべてが液体になるので，温度100℃のまま体積は減少する ➡ 図(3),(6)は不適
　(iii)100℃から4℃まで水の密度は徐々に大きくなるので体積は徐々に小さくなる ➡ 図(1)は不適
　(iv)水の密度は4℃で最大なので，4→0℃では水の体積は少し大きくなる
　(v)0℃で水は液体から固体になるが，固体(氷)の密度は液体(水)の密度より小さいので体積は大きくなる。
　(vi)0℃より温度が下がると密度が大きくなるので体積は減少する ➡ 図(5)が正
問10　必要熱量 = 蒸発熱 × 物質量
$$= 45 kJ/mol \times \dfrac{1.0 g}{18 g/mol} = 2.5 kJ$$
問11　図2の点アの状態は液体なので図1の領域②に相当し，図2の点イの状態は気体なので図1の領域③に相当する。
問12　融解は時間 t_1 分から t_2 分の間で起こっているから
　y〔kJ/(g・分)〕$\times (t_2 - t_1)$〔分〕$\times 18$ g/mol
$$= 18y(t_2 - t_1)$$〔kJ/mol〕

❹
〔解答〕
問13(3)　問14(2)　問15(2)　問16(4)
〔出題者が求めたポイント〕
中和滴定

〔解答のプロセス〕

問13　溶液の調製に用いる器具Aはメスフラスコ(図①)，一定量の溶液を量り取るのに用いる器具Bはホールピペット(図⑤)である。

問14　メスフラスコとコニカルビーカーは，正確に量り取った試薬を入れるので純水で濡れていてもよいが，ホールピペットとビュレットには正確な濃度の試薬を入れるので濡れていてはいけない。

問15　ビュレット内の液面は器壁にそって持ち上がっているから液面の底の目盛りを読む。目盛りは上から下へついていることに注意する。

問16　シュウ酸二水和物 $(COOH)_2 \cdot 2H_2O$ の分子量は126なので，1.26 g は 0.0100 mol。水溶液の濃度は

$$\frac{0.0100\,mol}{0.200\,L} = 0.0500\,mol/L$$

中和の関係　酸の物質量×価数＝塩基の物質量×価数　より

$$0.0500\,mol/L \times \frac{10.0}{1000}\,L \times 2$$
$$= x\,[mol/L] \times \frac{19.40}{1000}\,L \times 1$$
$$x = 5.15 \times 10^{-2} \fallingdotseq 5.2 \times 10^{-2}\,[mol/L]$$

5

〔解答〕

問17(4)　問18(5)　問19(6)　問20(5)　問21(6)

〔出題者が求めたポイント〕

エステルの構造推定

〔解答のプロセス〕

分子式 $C_9H_{10}O_2$ でベンゼン一置換体のエステルについて考えられる示性式と構成カルボン酸，アルコールを列挙すると次のようになる。

(ア) $HCOOCH_2CH_2-\bigcirc$　(イ) $HCOOH$

(ウ) $\bigcirc-CH_2CH_2OH$

(カ) $HCOOCH(CH_3)-\bigcirc$　(キ) $HCOOH$

(ク) $\bigcirc-C^*H(CH_3)-OH$

(サ) $CH_3COOCH_2-\bigcirc$　(シ) CH_3COOH

(ス) $\bigcirc-CH_2OH$

(タ) $CH_3CH_2COO-\bigcirc$　(チ) CH_3CH_2COOH

(ツ) $\bigcirc-OH$

(ナ) $\bigcirc-COOCH_2CH_3$　(ニ) $\bigcirc-COOH$

(ヌ) CH_3CH_2OH

(ハ) $\bigcirc-CH_2COOCH_3$　(ヒ) $\bigcirc-CH_2COOH$

(フ) CH_3OH

問17　$C_9H_{10}O_2$(分子量 150) 1 mol から H_2O 5 mol が生じるから

$$18\,g/mol \times \frac{150 \times 10^{-3}\,g}{150\,g/mol} \times 5 = 0.090\,g = 90\,mg$$

問18　ベンゼン環と不斉炭素原子をもつ加水分解生成物Eは(ク)，よってDは(キ)(ギ酸)，Aは(カ)である。

問19　Eの構造異性体のベンゼン三置換体は $C_6H_3(CH_3)_2OH$，その構造は次の6種類である。

問20
の5種類

問21　前文2よりDは(キ)，Eは(ク)(問18)。

前文3より，ベンゼン環をもたないでヨードホルム反応陽性のFは $CH_3CH(OH)-$ 構造をもつ(ヌ)。よってGは(ニ)，Bは(ナ)。

前文4より，塩化鉄(Ⅲ)反応陽性のIはフェノールの(ツ)。よってHは(チ)，Cは(タ)。

(a) $CH_3CH(OH)-$ 構造をもつEもヨードホルム反応陽性である。

(b) D(ギ酸)はアルデヒド基をもち銀鏡反応陽性。

(c)正　G(ニ, 安息香酸)もH(チ, プロピオン酸)もカルボキシ基をもち，炭酸水素ナトリウムと反応して二酸化炭素を発生する。

(d)正　2,4,6-トリブロモフェノールを生じる。

6

〔解答〕

問22(3)　問23(5)　問24(5)　問25(4)

〔出題者が求めたポイント〕

アスパルテームの構成アミノ酸

〔解答のプロセス〕

アスパルテームを完全に加水分解すると，化学式の中央付近のペプチド結合と右端のエステル結合が加水分解されて(a),(b)2種類のアミノ酸が得られる。

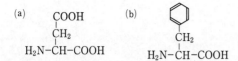

アミノ酸(a)は酸性アミノ酸で等電点は 3 付近であり，アミノ酸(b)は中性アミノ酸で等電点は 6 付近である。題意よりアミノ酸 A は(b)(フェニルアラニン)，アミノ酸 B は(a)(アスパラギン酸)である。

問22　アミノ酸の混合水溶液の pH が 5.5 でアミノ酸 A の等電点が 5.5 であるから，アミノ酸 A は電気泳動せず，(ウ)の位置に止まっている。

問23　アミノ酸 B もアスパルテームも等電点は 5.5 より小さいので陰イオンになっているが，アミノ酸 B は酸性アミノ酸なので負の電荷はアスパルテームより大きく陽極に向かって移動する距離が大きく(オ)の位置に移動する。

問24　(a)ペプチド結合が 1 つしかないのでビウレット反応は陰性である。　(b)正　ベンゼン環をもつのでキサントプロテイン反応は陽性である。

(c)ヨウ素による呈色はデンプンの反応である。

(d)正　$-NH_2$ がアセチル化されて $-NHCOCH_3$ になるので，ニンヒドリン反応をしなくなる。

問25　アスパルテームの分子式は $C_{14}H_{18}N_2O_5$，分子量は 294 であるから，294 mg は 1.00×10^{-3} mol。アスパルテーム 1 mol に N 原子 2 mol が含まれ，NH_3 2 mol が生じるから，得られたアンモニア水の濃度は

$$\frac{2.00 \times 10^{-3}\,\text{mol}}{0.010\,\text{L}} = 0.20\,\text{mol/L}$$

近似式　$[OH^-] = \sqrt{cK_b}$　より

$$[OH^-] = \sqrt{0.20\,\text{mol/L} \times 2.0 \times 10^{-5}\,\text{mol/L}}$$
$$= 2.0 \times 10^{-3}\,\text{mol/L}$$

$$[H^+] = \frac{K_w}{[OH^-]} = \frac{1.0 \times 10^{-14}\,\text{mol}^2/\text{L}^2}{2.0 \times 10^{-3}\,\text{mol/L}}$$
$$= \frac{10^{-11}}{2}\,\text{mol/L}$$

$$pH = -\log_{10}\frac{10^{-11}}{2} = 11 + \log_{10} 2.0 = 11.30$$

平成30年度

問 題 と 解 説

英　語

問題

30年度

問１〜問５０の解答を，指定された解答欄にマークせよ。

【　1　】次の英文を読んで，問１〜問２２に答えよ。番号①〜⑨はパラグラフを示す。
（４４点）

① By 2040, according to a national research center, Japan's population will drop from the current 127 million to about 107 million. Further, by 2060, that population is ｜estimated｜ to be about 87 million.

② What this means to the country is that the average age will be higher everywhere. In 2040, more than 30% of the population in every prefecture will be age 65 or older. Hokkaido, most of Tohoku and the prefectures along the Sea of Japan, Shikoku, and most of Kyushu will lose more than 20% of their population, (　ア　) 2010.　These figures (　イ　)(　　　　), but (　　　　)(　ウ　)(　　　　)(　エ　)?

③ One impact will be an ever-increasing need for social services, especially medical and nursing care services.　This will cost more money, but ｜as｜ the population decreases, total tax revenues will decline.　It will become important to increase the workforce, which will then pay taxes, which will in turn pay for the social services. This is one reason why it is important to get women and foreign workers into the workforce as early as possible.

④ Another impact will be a shift in infrastructure needs.　There will be (　オ　) need for elementary schools and (　カ　) need for facilities for the elderly.　The elderly will have to be *relocated closer to more centralized facilities where (　　　　)(　キ　)(　　　　)(　ク　)(　　　　)(　ケ　).
（*注　relocate：新しい場所に移す）

⑤ There will be a decrease in the number of vehicles on the roads and road maintenance will decline.　Tunnels and bridges may be closed due to lack of traffic and funding.　Public transportation in the urban areas will have to be maintained (　　　　)(　コ　)(　　　　)(　サ　)(　　　　)(　シ　).

⑥ What can Japan do to prevent *depopulation of the entire country?   At the turn of the 21st century, a report from the United Nations made an interesting suggestion. To maintain the current working population, it said, <u>Japan would need to accept some 600,000 immigrants per year until 2050</u>.   Whether Japan has the political will to admit that many workers from abroad is doubtful.
　(*注　depopulation：人口減少)

⑦ It is not just the attractions of city life that cause young Japanese to leave the country's rural areas.   There are simply fewer and fewer jobs in the countryside. So the young people leave and the older people, who want to stay in the communities where they grew up, are left to *fend for themselves.
　(*注　fend for themselves：自力でやっていく)

⑧ As people leave the countryside, a lot of things change.   Public bus and train transportation is too expensive to maintain.   So, most traffic in the countryside consists of private cars and trucks.   Local people drive to a nearby supermarket to *stock up on necessary items.   As the population grows older, however, <u>more elderly</u> (　　　)(ス)(　　　)(セ)(　　　)(ソ).   They may be able to grow some of their own vegetables, but for other food and other daily necessities, they depend on "traveling markets."   These small trucks are mini-supermarkets on wheels. They carry an *assortment of eggs, milk, fruit, tofu, miso and other goods.   They travel from village to village on a regular schedule, announcing their arrival with a small loudspeaker.   Those *within earshot come to make their purchases and exchange a bit of conversation before the truck moves on to the next regular stop.
　(*注　stock up on...：～を仕入れる　　　assortment：各種取りそろえたもの
within earshot：呼べば聞こえる所に)

⑨ If local schools close due to declining numbers of children and the local post office closes due to cost cutting, there is no community center to take its place.   Small shops pull down their shutters permanently.   Doctors either retire or move to larger centers of population.   (　タ　), regularly checking up on the health of the elderly is difficult.   The one daily link with the outside world is local delivery services.   In some areas, these services are experimenting with ways to check daily on elderly people living alone.　If someone needs medical attention, the delivery person calls for assistance.

問1： 第①パラグラフ中の estimated の意味として最も適切なものを次から選べ。

  1.　gradually accumulated
  2.　roughly calculated
  3.　slowly decreased
  4.　certainly expected

マーク式解答欄　1

問2： 第②パラグラフ中の（ ア ）に入れるべき最も適切な語句を次から選べ。

  1.　according to
  2.　compared with
  3.　in accordance with
  4.　owing to

マーク式解答欄　2

問３〜問５：第②パラグラフ中の下線部 <u>These figures（　イ　）（　　　　），but（　　　）（　ウ　）（　　　）（　エ　）?</u> が次の日本文に相当する英文になるように，それぞれの（　　　　）内に最も適切な語（句）を下から選んで入れるとき，（　イ　）〜（　エ　）に入れるべき語（句）を次から選べ。各語（句）は１回ずつ使用のこと。ただし，選択肢の中には使用しない語（句）が含まれている。

「これらの数字は悩ましく聞こえるが，正確には何を意味しているのだろうか。」

1. do　　　　2. exactly mean　　　3. hear　　　4. sound　　　5. they
6. troubling　　7. what

問３：（　イ　）に入れるべき語（句）はどれか。　　マーク式解答欄　3
問４：（　ウ　）に入れるべき語（句）はどれか。　　マーク式解答欄　4
問５：（　エ　）に入れるべき語（句）はどれか。　　マーク式解答欄　5

問６：第③パラグラフ中の $\boxed{\text{as}}$ に最も近い意味で使用されている as を含む英文はどれか。

1. As you know, everything costs money.
2. As we went up the mountain, the air grew colder.
3. It came out the same way as it did before.
4. Young as he was, he was able.

マーク式解答欄　6

問７：第④パラグラフ中の（　オ　）に入れるべき最も適切な語を選べ。

1. decreased　　　2. increased

マーク式解答欄　7

問8: 第④パラグラフ中の (カ) に入れるべき最も適切な語を選べ。

1. decreased   2. increased

マーク式解答欄　8

問9〜問11: 第④パラグラフ中の下線部 (　　)(キ)(　　)(ク)(　　)
(ケ) が次の日本文に相当する英文になるように,それぞれの (　　) 内に最も適
切な語を下から選んで入れるとき,(キ)〜(ケ) に入れるべき語を次から選べ。
各語は1回ずつ使用のこと。ただし,選択肢の中には使用しない語が含まれている。

「彼らが介護を受けることができる」

1. be   2. can   3. care   4. of   5. receive
6. taken   7. they

問9：　(キ) に入れるべき語はどれか。　　マーク式解答欄　9
問10：(ク) に入れるべき語はどれか。　　マーク式解答欄　10
問11：(ケ) に入れるべき語はどれか。　　マーク式解答欄　11

問12〜問14: 第⑤パラグラフ中の下線部 (　　)(コ)(　　)(サ)
(　　)(シ) が文脈にあった文法的に正しい英文になるように,それぞれの
(　　) 内に最も適切な語を下から選んで入れるとき,(コ)〜(シ) に入れ
るべき語を次から選べ。各語は1回ずつ使用のこと。

1. fewer   2. ride   3. passengers   4. paying   5. to   6. with

問12：(コ) に入れるべき語はどれか。　　マーク式解答欄　12
問13：(サ) に入れるべき語はどれか。　　マーク式解答欄　13
問14：(シ) に入れるべき語はどれか。　　マーク式解答欄　14

問１５：第⑥パラグラフ中の下線部　Japan would need to accept some 600,000 immigrants per year until 2050 が具体的に意味する最も適切な内容はどれか。

1. Japan would need to accept some 600,000 immigrants a year for about 10 years.
2. Japan would need to accept some 600,000 immigrants a year for about 50 years.
3. Japan would need to accept some 600,000 immigrants a year for about 100 years.

マーク式解答欄　１５

問１６〜問１８：第⑧パラグラフ中の下線部 more elderly (　　　)(　ス　)(　　　)(　セ　)(　　　)(　ソ　) が文脈にあった文法的に正しい英文になるように，それぞれの (　　　) 内に最も適切な語（句）を下から選んで入れるとき，(　ス　)〜(　ソ　) に入れるべき語（句）を次から選べ。各語（句）は１回ずつ使用のこと。

1. able　　2. are no　　3. drive　　4. longer　　5. people　　6. to

問１６：(　ス　) に入れるべき語（句）はどれか。　　マーク式解答欄　１６
問１７：(　セ　) に入れるべき語（句）はどれか。　　マーク式解答欄　１７
問１８：(　ソ　) に入れるべき語（句）はどれか。　　マーク式解答欄　１８

問１９：第⑧パラグラフ中の purchases の下線部の発音と同じ発音の母音（下線で示す）を持つ語はどれか。

1. champion　　2. chart　　3. chase　　4. teacher

マーク式解答欄　１９

問２０：第⑦，第⑧パラグラフの内容と一致している最も適切な文の組み合わせを次から選べ。

ア．地方では，買い物の手段は小型トラックなどでの移動販売のみである。

イ．地方では，バスや電車などの公共交通機関は運賃が高すぎて利用できない。

ウ．地方では，バスや電車などの公共交通機関は経費がかかり過ぎて維持できない。

エ．地方の高齢者は自分が栽培した野菜を移動販売で売って生活している。

オ．地方の村々を回る移動販売車の巡回は不定期である。

カ．若者が地方を去る理由は都会生活の魅力だけではない。

1. ア・イ　　2. ア・エ・カ　　3. イ・ウ　　4. イ・オ・カ　　5. ウ・カ　　6. ウ・エ・オ

マーク式解答欄　２０

問２１：第⑨パラグラフ中の（　タ　）に入れるべき最も適切な語（句）を次から選べ。

1. As a result
2. However
3. In contrast
4. On the other hand

マーク式解答欄　２１

問２２：第⑨パラグラフの内容と一致していない文を次から選べ。

1. Local schools are functioning as community centers in the countryside.
2. Small shops in the countryside may be closed if the population declines.
3. If people leave the countryside, doctors may also leave there.
4. All the local delivery services are checking daily on elderly people living alone as regular business.

マーク式解答欄　２２

（出典：ジェームス・M・バーダマン　『日本の論点』）

【 2 】次の英文は 2012 年に書かれた新聞記事である。これを読んで，問２３〜
問４４に答えよ。番号①〜⑧はパラグラフを示す。　　　　　　　　（４４点）

① As the world struggles with a growing *obesity epidemic, Slow Food *gurus from
the United States and Australia urged international campaigners gathered in Italy
to join a revolution in the way children eat.
（*注　obesity epidemic：肥満の流行　　gurus：権威者）

② "Australia has exactly the same (＿＿ A ＿＿) as almost any other developed
country: a very large obesity rate.　Something must be done, globally," Melbourne
chef Stephanie Alexander said at the world's largest *food fair in *Turin.
Alexander, who worked as a top chef for forty years before setting up the *not-for-
profit Kitchen Garden Foundation in 2004 to tackle poor eating habits, (＿＿ B ＿＿)
to talk to activists from India, Africa and Brazil about her project.
（*注　food fair：食品見本市　　Turin：トリノ　　not-for-profit：非営利的な）

③ While the United States, Mexico, New Zealand and Australia are the four most
*obese countries in the world, (＿＿ C ＿＿) numbers of people are being affected
across the globe, from South Africa to India, China, Russia and Saudi Arabia. "It's
all about education, (＿＿ D ＿＿) children the difference between good and bad food,"
said Alexander, who owes her passion for Slow Food to her mother and gardener
grandfather, who made eating fresh home-grown vegetables a pleasure.
（*注　obese：肥満の）

④ Her program, currently active in 265 schools, gets children aged 8 to 11 involved
in growing seasonal food in school *allotments, then (＿＿ E ＿＿) it in special
training kitchens and (＿＿ F ＿＿) it with their classmates at lunchtime.　It has
been such a hit that the Australian government, keen to find ways to tackle obesity,
has invested $25 million in the project, which influences about 30,000 children —
a number set soon to double.　"Within a very short time (＿＿＿ G ＿＿＿).
They are very proud of what they've achieved and we have empty plates and a great
deal of enthusiasm," she said.　Among others, her project has inspired *celebrity

chef Jamie Oliver in Britain, where over a third of children aged 11 are considered overweight or obese, "though he's *creeping very slowly at the moment, with just two schools."

(*注　allotments：(市民) 菜園　　　celebrity：有名人　　　creep：活動する)

⑤ Alexander was in Turin with U.S. chef Alice Waters, founder of Berkeley's *famed Chez Panisse restaurant and vice president of the Slow Food movement, which was founded in Italy in 1986 to combat the rise of fast food and (___H___) eating. Waters is best known as the woman who inspired U.S. first lady Michelle Obama (___I___) a kitchen garden at the White House but has also dedicated much of her time to the *Edible Schoolyard project, which she founded in California in 1995.

(*注　famed：名高い　　edible：食べられる)

⑥ "I'm terribly worried about the *indoctrination of fast food around the world and the culture that comes with it.　Slow food values need to be taught in all schools around the globe," Waters said in the fair's *bustling food hall.　"We've been working in California to try to gather the best practices, and map the movement across the country and ┌ultimately┐ around the world," she said.

(*注　indoctrination：とりつかれること　　　bustling：活気に満ちた)

⑦ One of the projects inspired by Waters is the Edible Sac High garden and kitchen in a school in Sacramento, which is particularly interesting because "in high school (_____J_____)."　"I've imagined having the kids ┌run┐ the whole cafeteria themselves, cooking all the meals for their classmates：They learn the budgets, they do the *outreach, they find the farmers, they cook the food together," she said. "One thing we know that when kids cook food and grow it, they all want to eat it. It's questionable whether they will want to eat it if (_____K_____), but it really works with a *hands-on approach," she added.

(*注　outreach：外部社会への対応　　　hands-on：参加型の)

⑧ For Waters, the Turin gathering was an ┌invaluable┐ chance to spread the word about fresh food ― and draw inspiration from Italian culture.　"The Italians have a very deep-seated food culture.　Many, many people have backyard gardens, which are very important.　They know about *seasonality and have the idea of eating together as a family," she said.　"This fair not only *reaffirms those ideas but it is also a way to spread the good news and in the face of obesity that's what we need: hopeful, good news."

（*注　seasonality：季節感　　reaffirm：再確認する）

問２３：第②パラグラフ中の（　　A　　）に入れるべき最も適切な語を次から選べ。

1. business　　2. education　　3. goal　　4. problem

マーク式解答欄　２３

問２４：第②パラグラフ中の（　　B　　）に入れるべき最も適切な語（句）を次から選べ。

1. came　　　2. is coming　　3. comes　　4. have come

マーク式解答欄　２４

問２５〜問２８：第③, 第④パラグラフ中の（　　C　　）〜（　　F　　）に入れるべき最も適切な語を次から選べ。各語は１回ずつ使用せよ。

1. growing　　2. preparing　　3. sharing　　4. teaching

問２５：（　　C　　）に入れるべき語はどれか。　　マーク式解答欄　２５
問２６：（　　D　　）に入れるべき語はどれか。　　マーク式解答欄　２６
問２７：（　　E　　）に入れるべき語はどれか。　　マーク式解答欄　２７
問２８：（　　F　　）に入れるべき語はどれか。　　マーク式解答欄　２８

問２９：第③パラグラフ中の下線部 <u>who made eating fresh home-grown vegetables</u> <u>a pleasure</u> と同一の文型に属する英文を次から１つ選べ。

   1. All the morning papers feature the report on the earthquake.
   2. Missing the last bus meant having to take a taxi.
   3. The Indian method of exercise gave me good health.
   4. The parents named their second son Stuart.

マーク式解答欄　２９

問３０～問３３：第④パラグラフ中の（　　　　　　G　　　　　　）が次の日本文に相当する英文になるように，最も適切な語（句）を下から選んで文中のすべての（　　）を埋めるとき，（　G-1　）～（　G-4　）に入れるべき語（句）はどれか。各語（句）は１回ずつ使用せよ。

「幅広く新鮮な食物を食べる習慣を持たない人々が，新しい体験へと開かれていくのだ。」

those（　　　）（　G-1　）（　　　）（　G-2　）the habit（　　　）（　G-3　）a wide
（　　　）of（　G-4　）open up to（　　　）

1. are	2. eating	3. fresh food	4. in
5. new experiences	6. not	7. of	8. range	9. who

問３０：（　G-1　）に入れるべき語（句）はどれか。　マーク式解答欄　３０
問３１：（　G-2　）に入れるべき語（句）はどれか。　マーク式解答欄　３１
問３２：（　G-3　）に入れるべき語（句）はどれか。　マーク式解答欄　３２
問３３：（　G-4　）に入れるべき語（句）はどれか。　マーク式解答欄　３３

問３４：第⑤パラグラフ中の（　　**H**　　）に入れるべき最も適切な語を次から選べ。

    1. unexpected   2. unfair   3. unhealthy   4. unnecessary

マーク式解答欄 ３４

問３５：第⑤パラグラフ中の（　　**I**　　）に入れるべき最も適切な語（句）を次から選べ。

    1. to open   2. opening   3. opened   4. open

マーク式解答欄 ３５

問３６：第⑥パラグラフ中の ｜ultimately｜ の同義語として最も適切な語を次から選べ。

    1. dramatically   2. finally   3. immediately   4. mentally

マーク式解答欄 ３６

問３７～問３９：第⑦パラグラフ中の（　　　　**J**　　　　）が次の日本文に相当する英文になるように最も適切な語を下から選んで文中のすべての（　　　）を埋めるとき，（　**J-1**　）～（　**J-3**　）に入れるべき語はどれか。各語は１回ずつ使用せよ。

「高校生たちにおいしい食物に興味を持たせることはなおさら難しい。」

it is much (　　　)（　**J-1**　）(　　　)（　**J-2**　)(　　　)（　**J-3**　)(　　　) (　　　) food

1. difficult	2. get	3. good	4. in
5. interested	6. kids	7. more	8. to

問３７：（　**J-1**　）に入れるべき語はどれか。   マーク式解答欄 ３７

問３８：（　**J-2**　）に入れるべき語はどれか。   マーク式解答欄 ３８

問３９：（　**J-3**　）に入れるべき語はどれか。   マーク式解答欄 ３９

問４０：第⑦パラグラフ中の | run | と同じ意味で使用されている run (ran) を含む英文はどれか。最も適切な英文を次から１つ選べ。

    1. He quickly ran his fingers down the name list.
    2. I know some cars run on solar power.
    3. She tried to run hot water into the bathtub.
    4. The government of the country runs this national airline.

                                                          マーク式解答欄　４０

問４１：第⑦パラグラフ中の下線部 <u>One thing we know that when kids cook food and grow it, they all want to eat it.</u> のどこかに be 動詞の <u>is</u> を挿入するとすれば，文中のどの場所が最も適切か。次から選べ。

    1. <u>know</u> と <u>that</u> の間　　　 2. <u>cook</u> と <u>food</u> の間
    3. <u>grow it</u> の後　　　 4. <u>eat</u> と <u>it</u> の間

                                                          マーク式解答欄　４１

問４２：第⑦パラグラフ中の (K   ) に入れるべき最も適切な表現を次から選べ。

    1. they don't participate　　 2. they study hard
    3. they like the cafeteria　　 4. they don't want to make money

                                                          マーク式解答欄　４２

問４３：第⑧パラグラフ中の | invaluable | の最も適切な意味を次から選べ。

    1. completely worthless　　 2. extremely useful
    3. impossible to understand　 4. seeming to be untrue

                                                          マーク式解答欄　４３

問４４：次の日本文の中から、英文の内容と一致している文を 3 つ選ぶとき、最も適
切な組み合わせを下から選べ。

ア．Alice Waters はアメリカ人シェフで, 有名レストラン Chez Panisse をバー
　　クレイで創業した。

イ．Stephanie Alexander がスローフードに情熱を抱くきっかけとなったのは,
　　かつて自らが肥満体質だったからだ。

ウ．Stephanie Alexander の活動は, イギリスのシェフ Jamie Oliver に対して刺
　　激を与えている。

エ．アメリカでスローフード推奨運動が活発化したのは, Michelle Obama がホワ
　　イトハウス職員に家庭菜園を作るように呼びかけたからである。

オ．Alice Waters はトリノの会合に出席して, イタリアの奥深い食文化に感化さ
　　れるところがあった。

カ．2004 年にトリノで開かれた食品見本市では, 世界中の学校給食で使われる食
　　材が展示された。

キ．南アフリカやサウジアラビアでは, 今後ますます子供の教育環境に問題が生
　　じると予想されている。

1.［ア； イ； カ］　　2.［ア； ウ； オ］　　3.［ア； ウ； キ］
4.［ア； カ； キ］　　5.［イ； ウ； オ］　　6.［イ； エ； カ］
7.［ウ； エ； オ］　　8.［ウ； カ； キ］　　9.［エ； カ； キ］

マーク式解答欄　４４

（出典：*The Japan Times Weekly* "Chefs tackle global obesity at Italy fair"）

【 3 】次の会話文を読んで，**問45〜問50に答えよ。**　　　　（12点）

(Dick is a foreign student at a university in Japan.　He is visiting his friend Taro.)

Dick: Hi, Taro.

Taro: Hi, Dick.　Come in.

Dick: Wow, it's so hot outside!　I need to drink something!

Taro: I have some orange juice in the refrigerator.　(　　1　　).

Dick: Thanks.　I'll have that.　Gulp!　Gulp!

Taro: You (　　2　　) drink too much of such cold juice.

Dick: I don't care.　I'm thirsty.　I don't want to *get dehydrated.

Taro: You're right.　It's important to drink enough liquid on such a hot day.
　　　 By the way, did you see Tom today?　Do you think he attended the class?

Dick: I don't think so.　If he had, he (　　3　　) as he always does.

Taro: That's right.

Dick: He (　　4　　) because he hates to be absent from school.
　　　 I'm going to visit him later.

Taro: I hope he's okay.　He said he would be going back to his country to see his
　　　 parents during the summer vacation.

Dick: Oh, is he?　That's nice of him.　(　　5　　) a vacation, do you have any
　　　 plans for this summer?

Taro: Well, I'll be busy working part-time this summer.　I have to save money.

Dick: I remember you said you wanted to travel to Germany this Christmas.
　　　 Are you still going there?

Taro: I'm still (　　6　　).　I want to see the Christmas market there.

Dick: How nice!　You may be able to enjoy a white Christmas as well.
　　　 Thinking of a white Christmas cools me down.

（*注　get dehydrated：脱水状態になる）

問４５：会話文中の（___1___）に入れるべき最も適切な表現を次から選べ。

1. Drink yourself
2. Help yourself
3. Take yourself
4. Open yourself

マーク式解答欄　４５

問４６：会話文中の（___2___）に入れるべき最も適切な表現を次から選べ。

1. don't have better
2. had better
3. had better not
4. had not better

マーク式解答欄　４６

問４７：会話文中の（___3___）に入れるべき最も適切な表現を次から選べ。

1. came to talk to me
2. had come to talk to me
3. would come to talk to me
4. would have come to talk to me

マーク式解答欄　４７

問４８：会話文中の（___4___）に入れるべき最も適切な表現を次から選べ。

1. came to class
2. might be sick in bed
3. might be studying hard
4. might have been working part-time

マーク式解答欄　４８

問４９：会話文中の（　　5　　）に入れるべき最も適切な表現を次から選べ。

1. According to
2. Judging from
3. Speaking of
4. Taking after

マーク式解答欄　４９

問５０：会話文中の（　　6　　）に入れるべき最も適切な表現を次から選べ。

1. intending to
2. supposing of
3. visiting to
4. wondering about

マーク式解答欄　５０

化 学

問題

30年度

問１～問２５の解答を，指定された解答欄にマークせよ。

必要があれば，次の数値を用いよ。

原子量： $H = 1.0$，　$C = 12$，　$N = 14$，　$O = 16$，　$Na = 23$，　$S = 32$，
　　　　　$Cl = 35.5$，　$Ca = 40$，　$Cu = 64$，　$Zn = 65$
気体定数：8.3×10^3 Pa·L/(K· mol)
ファラデー定数：9.65×10^4 C/mol
セルシウス温度目盛りのゼロ点　0°C：273 K

1 次の問い (問1～問5) に答えよ。 (23点)

問1 次の単位変換のうち，正しいもののみをすべて含む組み合わせはどれか。

マーク式解答欄 **1**

(a) $1.0 \text{ kg} = 1.0 \times 10^5 \text{ mg}$

(b) $1.0 \text{ dL} = 1.0 \times 10^2 \text{ mL}$

(c) $1.0 \text{ g/cm}^3 = 1.0 \times 10^2 \text{ g/L}$

(d) $1.0 \text{ Pa} = 1.0 \text{ N/m}^2$

(1) [(a)]   (2) [(b)]   (3) [(c)]

(4) [(d)]   (5) [(a), (b)]   (6) [(a), (c)]

(7) [(a), (d)]   (8) [(b), (c)]   (9) [(b), (d)]

(10) [(c), (d)]

問2 次の記述のうち，正しいもののみをすべて含む組み合わせはどれか。

(a) $^{19}_9F$の陽子の数と中性子の数は等しい。

(b) Ne 原子の電子の数は K 殻 2 個，L 殻 8 個である。

(c) Mg^{2+}の電子配置は，Ar 原子と同一の電子配置をもつ。

(d) Li, Na, K などのアルカリ金属の原子は，イオン化エネルギー（第一イオン化エネルギー）が小さい。

(1) [(a), (b)]	(2) [(a), (c)]	(3) [(a), (d)]
(4) [(b), (c)]	(5) [(b), (d)]	(6) [(c), (d)]
(7) [(a), (b), (c)]	(8) [(a), (b), (d)]	(9) [(a), (c), (d)]
(10) [(b), (c), (d)]		

問3 次の反応が平衡状態にあるとき，【　】内の操作を行うと，平衡が右に移動する反応をすべて含む組み合わせはどれか。

(a) CO（気）$+ 2H_2$（気）$= CH_3OH$（気）$+ 105\ kJ$　　　【圧力一定で，冷却する】

(b) $CaCO_3$（固）$\rightleftarrows CaO$（固）$+ CO_2$（気）【温度一定で，加圧する】

(c) $2SO_2$（気）$+ O_2$（気）$\rightleftarrows 2SO_3$（気）　　【適切な触媒を加える】

(d) N_2（気）$+ 3H_2$（気）$\rightleftarrows 2NH_3$（気）　　【温度，圧力一定で，N_2（気）を加える】

(1) [(a), (b)]	(2) [(a), (c)]	(3) [(a), (d)]
(4) [(b), (c)]	(5) [(b), (d)]	(6) [(c), (d)]
(7) [(a), (b), (c)]	(8) [(a), (b), (d)]	(9) [(a), (c), (d)]
(10) [(b), (c), (d)]		

問 4　Al³⁺，Cu²⁺，Fe³⁺，Pb²⁺，Zn²⁺のすべてを含む混合溶液について，下図に示すような操作を行い各イオンを分離した。次の記述のうち，正しいもののみをすべて含む組み合わせはどれか。

マーク式解答欄　**4**

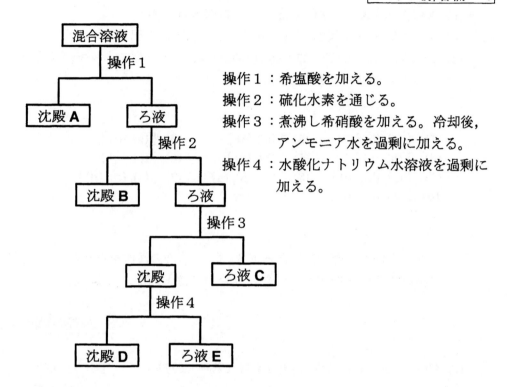

操作１：希塩酸を加える。
操作２：硫化水素を通じる。
操作３：煮沸し希硝酸を加える。冷却後，アンモニア水を過剰に加える。
操作４：水酸化ナトリウム水溶液を過剰に加える。

(a)　沈殿 A は白色であり，沈殿 B は黒色である。
(b)　ろ液 C には，[Cu(NH₃)₄]²⁺ が存在する。
(c)　沈殿 D は，緑白色の Fe(OH)₂ である。
(d)　ろ液 E には，[Al(OH)₄]⁻ が存在する。

(1)　[(a), (b)]　　　(2)　[(a), (c)]　　　(3)　[(a), (d)]
(4)　[(b), (c)]　　　(5)　[(b), (d)]　　　(6)　[(c), (d)]
(7)　[(a), (b), (c)]　(8)　[(a), (b), (d)]　(9)　[(a), (c), (d)]
(10)　[(b), (c), (d)]

問5　次の反応で発生する気体のうち，無色で下方置換により捕集するもののみをすべて含む組み合わせはどれか。

マーク式解答欄　5

(a)　硫化鉄（II）に希硫酸を加える。
(b)　塩化アンモニウムと水酸化カルシウムの混合物を加熱する。
(c)　銅と濃硝酸を反応させる。
(d)　ギ酸に濃硫酸を加えて加熱する。

(1)　[(a)]　　　　(2)　[(b)]　　　　(3)　[(c)]
(4)　[(d)]　　　　(5)　[(a), (b)]　　(6)　[(a), (c)]
(7)　[(a), (d)]　　(8)　[(b), (c)]　　(9)　[(b), (d)]
(10)　[(c), (d)]

2　次の問い（**問6〜問7**）に答えよ。　　　　　　　　（10点）

問6　次の **(a)** 〜 **(d)** に示した2種類の化合物とそれらを区別する方法として，適切なもののみをすべて含む組み合わせはどれか。

マーク式解答欄　**6**

	〔2種類の化合物〕	〔区別する方法〕
(a)	酢酸と酢酸エチル	水に一方のみがよく溶ける
(b)	ギ酸とホルムアルデヒド	アンモニア性硝酸銀水溶液を加えて温めると，一方のみが銀を析出させる
(c)	フェノールと安息香酸	塩化鉄 (**III**) 水溶液を加えると，一方のみが青〜赤紫色を呈する
(d)	ニトロベンゼンとアニリン	希塩酸に一方のみがよく溶ける

(1)　[(a), (b)]　　　(2)　[(a), (c)]　　　(3)　[(a), (d)]
(4)　[(b), (c)]　　　(5)　[(b), (d)]　　　(6)　[(c), (d)]
(7)　[(a), (b), (c)]　(8)　[(a), (b), (d)]　(9)　[(a), (c), (d)]
(10)　[(b), (c), (d)]

問7　下記の化合物 **A**〜**E** に関する記述のうち，正しいもののみをすべて含む組み合わせはどれか。

マーク式解答欄　7

```
 H3C     CH3           H     CH2CH3              H
    \   /               \   /                    \
     C=C                 C=C               H—C
    /   \               /   \                    ‖
   H     CH3           H     CH3          H—C     CH3
                                               \  /
        A                    B                  C—CH
                                               /     \
                                              H       CH3
                                                      C
```

```
 H3C     CH2CH3                  H
    \   /                        ‖
     C=C                  H—C
    /   \                      \
   H     H                      C—CH2CH2CH3
                               /
        D                     H
                                   E
```

(a) **A** と **B** にそれぞれ適切な触媒を用いて水素を付加させると，同じ化合物が得られる。

(b) **A** と **D** には幾何異性体が存在する。

(c) **C** と **E** にそれぞれ臭素を付加させると，いずれからも不斉炭素原子をもつ化合物が得られる。

(d) **D** のすべての炭素原子は，同一平面上に存在する。

(1) 　[(a), (b)]	(2) 　[(a), (c)]	(3) 　[(a), (d)]
(4) 　[(b), (c)]	(5) 　[(b), (d)]	(6) 　[(c), (d)]
(7) 　[(a), (b), (c)]	(8) 　[(a), (b), (d)]	(9) 　[(a), (c), (d)]
(10) 　[(b), (c), (d)]		

3　次の記述を読んで，問い（**問8～問10**）に答えよ。　　（16点）

　下図のように，中央を素焼き板で仕切り，一方の電極 **A** に亜鉛板，電解質溶液に硫酸亜鉛水溶液を用い，他方の電極 **B** に銅板，電解質溶液に硫酸銅（**II**）水溶液を用いて，両方の電極板を導線でつないだ電池がある。ただし，硫酸亜鉛水溶液と硫酸銅（**II**）水溶液の濃度は等しいものとする。

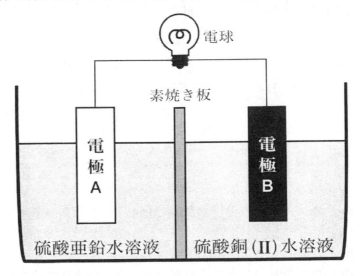

問8　次の記述のうち，正しいもののみをすべて含む組み合わせはどれか。

マーク式解答欄　**8**

(a)　上図はボルタ電池である。
(b)　電極 **A** では水素が発生する。
(c)　上図では，2 種類の電極板のイオン化傾向の大きい方が負極になる。
(d)　電極 **A** をマグネシウム板，電解質溶液を硫酸マグネシウム水溶液に変えると，亜鉛のときよりも起電力は大きくなる。

(1)　[(a), (b)]　　　(2)　[(a), (c)]　　　(3)　[(a), (d)]
(4)　[(b), (c)]　　　(5)　[(b), (d)]　　　(6)　[(c), (d)]
(7)　[(a), (b), (c)]　(8)　[(a), (b), (d)]　(9)　[(a), (c), (d)]
(10)　[(b), (c), (d)]

問9 下記の文章中の **[ア]**〜**[ウ]** にあてはまる語句または数値として正しい組み合わせはどれか。

マーク式解答欄 9

　図の電池において，**2** 時間放電後，亜鉛板の質量が **1.95 g** **[ア]** した。このとき，銅板の質量は **[イ] g [ウ]** した。ただし，放電に関与する反応以外の化学反応は起こらないものとする。

	[ア]	**[イ]**	**[ウ]**
(1)	増加	**0.96**	増加
(2)	増加	**1.92**	増加
(3)	増加	**0.96**	減少
(4)	増加	**1.92**	減少
(5)	減少	**0.96**	増加
(6)	減少	**1.92**	増加
(7)	減少	**0.96**	減少
(8)	減少	**1.92**	減少

問１０ 問**9**において，放電中の平均の電流値〔**A**〕として，最も近い値を選べ。

マーク式解答欄 １０

(1)　0.25	(2)　0.40	(3)　0.80	(4)　1.6
(5)　3.2	(6)　16	(7)　24	(8)　48

4 次の記述を読んで，問い（**問11～問15**）に答えよ。（26点）

　食酢中の酢酸の含有量を調べるために以下のような実験を行った。なお，食酢中には酸として酢酸のみが含まれているものとする。

1. 食酢 10 mL を [ア] で正確にはかりとり，これを 100 mL の [イ] を用いて蒸留水で正確に 10 倍に希釈した。
2. 1. で希釈した食酢溶液 10 mL を [ア] ではかりとり，コニカルビーカーに入れ，そこに指示薬を数滴加えた。
3. 0.10 mol/L の水酸化ナトリウム水溶液を [ウ] に入れて，コニカルビーカー中の食酢水溶液を滴定したところ，中和点までに 8.0 mL を要した。

問11 文中の [ア]～[ウ] に当てはまる語句として正しい組み合わせはどれか。

マーク式解答欄 11

	[ア]	[イ]	[ウ]
(1)	メスシリンダー	ビーカー	ビュレット
(2)	メスシリンダー	ビーカー	ホールピペット
(3)	メスシリンダー	メスフラスコ	ビュレット
(4)	駒込ピペット	メスフラスコ	ホールピペット
(5)	駒込ピペット	ビーカー	ビュレット
(6)	駒込ピペット	ビーカー	ホールピペット
(7)	ホールピペット	メスフラスコ	ビュレット
(8)	ホールピペット	メスフラスコ	ホールピペット
(9)	ホールピペット	ビーカー	ビュレット

問12 文中の下線部で用いる最も適切な指示薬はどれか。

マーク式解答欄 12

(1) メチルオレンジ　**(2)** ヨウ素ヨウ化カリウム水溶液（ヨウ素溶液）
(3) メチルレッド　　**(4)** ブロモチモールブルー
(5) デンプン溶液　　**(6)** フェノールフタレイン

問13 もとの食酢に含まれる酢酸のモル濃度〔**mol/L**〕はいくらか。
最も近い値を選べ。

マーク式解答欄 13

(1) 0.040　　**(2)** 0.080　　**(3)** 0.16　　**(4)** 0.40
(5) 0.80　　**(6)** 1.6　　**(7)** 4.0　　**(8)** 8.0

問14 もとの食酢に含まれる酢酸の質量パーセント濃度〔**%**〕はいくら
か。最も近い値を選べ。ただし，食酢の密度は **1.0 g/cm³** とする。

マーク式解答欄 14

(1) 1.6　　**(2)** 2.4　　**(3)** 4.8　　**(4)** 6.0
(5) 8.0　　**(6)** 16　　**(7)** 24　　**(8)** 48

問15　もとの食酢と同濃度の酢酸水溶液の pH はいくらか。最も近い値を選べ。ただし，酢酸の電離定数 K_a は 2.0×10^{-5} mol/L とし，酢酸の電離度は十分に小さいものとする。また，$\log 2 = 0.30$ とする。

(1)　2.0　　　(2)　2.4　　　(3)　2.8　　　(4)　3.0

(5)　3.4　　　(6)　3.8　　　(7)　4.0　　　(8)　4.4

5 次の記述を読んで，問い（**問16〜問19**）に答えよ。 （19点）

　下図はダイヤモンドの単位格子（1辺の長さが a 〔cm〕）の立方体と，その一部を拡大したものである。単位格子には〇で示した面心立方格子の原子配置をとる原子と，八分割された格子（拡大図）の中心に一つおきに●で示した原子が配置されている。

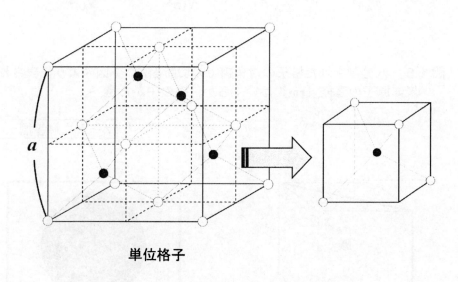

単位格子

問16　図の単位格子中に含まれる炭素原子は何個か。次の中から選べ。

マーク式解答欄　16

(1)　2 　　　　(2)　4 　　　　(3)　6 　　　　(4)　7
(5)　8 　　　　(6)　9 　　　　(7)　10 　　　(8)　12

問17　ダイヤモンドの密度〔g/cm³〕はいくらか。次の中から選べ。ただし，アボガドロ定数を N_A とする。

(1) $\dfrac{N_A a^3}{144}$　　(2) $\dfrac{N_A a^3}{96}$　　(3) $\dfrac{N_A a^3}{84}$　　(4) $\dfrac{N_A a^3}{24}$

(5) $\dfrac{24}{N_A a^3}$　　(6) $\dfrac{84}{N_A a^3}$　　(7) $\dfrac{96}{N_A a^3}$　　(8) $\dfrac{144}{N_A a^3}$

問18　八分割された格子の対角線での切断面は，下図のように表される。炭素原子の直径〔cm〕はいくらか。次の中から選べ。

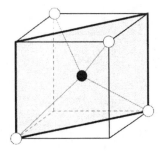　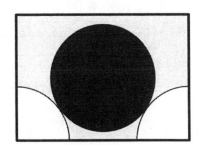

(1) $\dfrac{\sqrt{2}}{4}\,a$　　(2) $\dfrac{1}{3}\,a$　　(3) $\dfrac{\sqrt{3}}{4}\,a$　　(4) $\dfrac{1}{2}\,a$

(5) $\dfrac{\sqrt{3}}{3}\,a$　　(6) $\dfrac{\sqrt{2}}{2}\,a$　　(7) $\dfrac{\sqrt{3}}{2}\,a$　　(8) a

問19　次の記述のうち，正しいもののみをすべて含む組み合わせはどれか。

(a) ダイヤモンドでは，炭素原子間は共有結合でつながっている。
(b) ダイヤモンドは電気伝導性をもつ。
(c) ダイヤモンドと黒鉛は互いに同素体である。
(d) ダイヤモンドの燃焼熱と黒鉛の燃焼熱は等しい。

(1)　[(a), (b)]　　　　(2)　[(a), (c)]　　　　(3)　[(a), (d)]
(4)　[(b), (c)]　　　　(5)　[(b), (d)]　　　　(6)　[(c), (d)]
(7)　[(a), (b), (c)]　　(8)　[(a), (b), (d)]　　(9)　[(a), (c), (d)]
(10)　[(b), (c), (d)]

6　次の記述を読んで，問い（**問２０〜問２５**）に答えよ。　（３１点）

1. 分子式 $C_xH_yO_4$ で表される化合物 **A** の元素分析の結果，質量百分率は **C 58.0%**，**H 7.6%**，**O 34.4%** であった。

2. **1mol** の化合物 **A** に過剰の水酸化ナトリウム水溶液を加えて加水分解した後，希塩酸で酸性にすると，酸性化合物 **B** と中性化合物 **C** および **D** の３種の化合物がそれぞれ **1 mol** ずつ生成した。

3. 化合物 **B** には幾何異性体が存在する。その **B** を約 160 ℃ に加熱すると，分子内で脱水反応が起こり，化合物 **E** が生成した。

4. 化合物 **C** および **D** は，いずれも常温では液体であり，ナトリウムと反応して<u>気体</u>を発生させた。化合物 **D** はヨードホルム反応が陽性であったが，**C** は陰性であった。

5. 化合物 **C** 0.45 g を加熱して，127℃ ですべて気体にしたところ，500 mL の体積をしめ，5.0×10^4 Pa を示した。

問２０　化合物 **A** の分子式 $C_xH_yO_4$ として正しいものを選べ。

マーク式解答欄　２０

(1)　$C_4H_4O_4$　　　(2)　$C_5H_6O_4$　　　(3)　$C_6H_8O_4$
(4)　$C_7H_{10}O_4$　　(5)　$C_8H_{12}O_4$　　(6)　$C_9H_{14}O_4$
(7)　$C_{10}H_{16}O_4$　(8)　$C_{12}H_{18}O_4$

問２１　化合物 **C** の分子量として，最も近い値を選べ。

マーク式解答欄　２１

(1)　32　　　(2)　46　　　(3)　60　　　(4)　74
(5)　88　　　(6)　102　　(7)　116　　(8)　120

問22 　化合物 **C** および **D** がナトリウムと反応して発生した<u>気体</u>として正しいものはどれか。

(1) 水素　　　　(2) 酸素　　　(3) 一酸化炭素　　(4) 二酸化炭素
(5) メタン

問23 　化合物 **C** として正しいものはどれか。

(1) メタノール　　　(2) エタノール　　　(3) 1-プロパノール
(4) 2-プロパノール　(5) ジメチルエーテル　(6) エチルメチルエーテル
(7) 1-ブタノール　　(8) 2-ブタノール

問24 　化合物 **A～E** に関する次の記述のうち，正しいもののみをすべて含む組み合わせはどれか。

(a) 化合物 **A** にはエーテル構造が含まれる。
(b) 化合物 **B** はシュウ酸である。
(c) 化合物 **C** および **D** はいずれも水によく溶ける。
(d) 化合物 **E** は酸無水物とよばれる酸性化合物である。

(1)　[(a)]　　　　　(2)　[(b)]　　　　　(3)　[(c)]
(4)　[(d)]　　　　　(5)　[(a), (b)]　　　(6)　[(a), (c)]
(7)　[(a), (d)]　　　(8)　[(b), (c)]　　　(9)　[(b), (d)]
(10)　[(c), (d)]

問25　化合物 **C** を酸化して得られるカルボン酸と化合物 **D** を用いてエステル **F** を合成した。**F** の構造として正しいものはどれか。

$$\boxed{\textbf{ア}}-\overset{\displaystyle \overset{O}{\|}}{C}-O-\boxed{\textbf{イ}}$$

F

	ア	イ
(1)	CH_3	CH_3
(2)	CH_3	CH_2CH_3
(3)	CH_3	$CH_2CH_2CH_3$
(4)	CH_3CH_2	CH_3
(5)	CH_3CH_2	CH_2CH_3
(6)	CH_3CH_2	$CH_2CH_2CH_3$
(7)	$CH_3CH_2CH_2$	CH_3
(8)	$CH_3CH_2CH_2$	CH_2CH_3
(9)	$CH_3CH_2CH_2$	$CH_2CH_2CH_3$

英　語

解答

推　薦

1

〔解答〕

問1　2	問2　2	問3　4	問4　1
問5　2	問6　2	問7　1	問8　2
問9　2	問10　6	問11　4	問12　1
問13　4	問14　2	問15　2	問16　2
問17　1	問18　3	問19　4	問20　5
問21　1	問22　4		

〔出題者が求めたポイント〕

問1　estimated「推定される」。gradually accumulated「徐々に蓄積される」。roughly calculated「おおよそ計算される」。slowly decreased「ゆっくりと減らされた」。certainly expected「確かに予想される」。

問2　according to ～「～によれば」。compared with ～「～に比べて」。in accordance with ～「～に従って」。owing to ～「～のせいで」。

問3～問5　正解の英文　These figures (sound troubling, but what do they exactly mean)?

問6　選択肢訳
1. ご存知のように、すべてのことには金がかかる。
2. 我々が山を登るにつれて、空気は冷たくなった。
3. それは以前と同じ結果になった。
4. 彼は若いが有能だ。

問7　小学校の需要は減るので、decreased の1が正解。

問8　高齢者向け施設の需要は増えるので、increased の2が正解。

問9～問11　正解の英文　they can be taken care of

問12～問14　正解の英文　with fewer passengers paying to ride

問15　「2050年まで」は、「約50年間」の2が一番近い。

問16～問18　正解の英文　more elderly (people are no longer able to drive)

問19　purchases の発音は [ə]。champion は [æ]。chart は [ɑː]。chase は [ei]。teacher は [ə]。

問20　ウ → 第8段落第2文に一致　　カ → 第7段落第1文に一致

問21　選択肢訳
1. 結果として
2. しかし
3. 対照的に
4. 一方

問22　選択肢訳
1. 地元の学校は田舎のコミュニティセンターの役目を果たしている。
2. 田舎の小さな店は人口が減ると閉店するかも知れない。
3. 人々が田舎を去ると、医者もそこを去るかも知れない。

4. すべての地元配達サービスは、定期的仕事として一人暮らしの高齢者の日常チェックをしている。

〔全訳〕

　ナショナル・リサーチ・センターによれば、2040年までに、日本の人口は現在の1億2,700万人から約1億700万人に減少する。さらに、2060年までに、その人口は約8700万人になると推定されている。

　これは、日本の平均年齢が他のどこよりも高くなることを意味する。2040年には、各県の人口の30%以上が65歳以上になるだろう。北海道、東北地方の大部分、日本海沿岸の県、四国、そして九州のほとんどにおいて、2010年に比べて人口の20%以上が失われる。これらの数字は悩ましく聞こえるが、正確には何を意味しているのだろうか。

　ひとつの影響は、社会サービス、特に医療および介護サービスの需要がますます高まることだ。これはより多くの費用を要するが、人口が減少するにつれて、総税収は減少する。労働力を増やすことが重要になる。それが税金を払い、そしてそれが社会サービスを賄うからだ。これが、できるだけ早期に女性や外国人労働者を雇うことが重要である理由のひとつだ。

　今ひとつの影響は、インフラニーズの変化だ。小学校の需要が減り、高齢者施設の需要が高まる。高齢者は、介護を受けることができる、より集中化した施設のそばに移される必要がある。

　路上の車両台数が減少し、道路整備が減る。トンネルと橋は、交通量と資金の不足のため閉鎖される可能性がある。都市部の公共交通機関は、乗車客の数が減っても、維持されねばならないだろう。

　日本全体の過疎化を防ぐために、日本は何をすることができるのか？　21世紀への変わり目に、国連の報告書が興味深い提案をした。それによれば、現在の労働人口を維持するには、日本は2050年まで年間約60万人の移民を受け入れる必要があると述べている。日本が、これほど多くの海外労働者を認める政治的意思を持っているかどうかは疑わしい。

　若い日本人が農村を離れるのは、都市生活の魅力だけではない。単に、田舎には仕事がどんどん少なくなっているのだ。それで、若者は去り、自分が育った地域社会にとどまりたい高齢者は、自力でやっていくしかない。

　人々が田舎を去ると、多くのことが変わる。バスや電車の公共交通機関は経費がかかり過ぎて維持できない。だから、田舎の交通のほとんどは、自家用車とトラックで構成されている。地元の人々は近くのスーパーマーケットに車で行き、必要なものを仕入れる。しかし、人口が高齢化するにつれて、もはや運転できない高齢者が増える。彼らは自分の野菜をいくらか栽培できるかも知れないが、他の食料や日用品は、「移動市場」に頼る。これらの小型トラックは車輪付きのミニスーパーマーケットだ。卵、ミルク、フルーツ、豆腐、味噌などの品揃え

がある。定期的に村から村へ移動し、小さな拡声器で到着を知らせる。呼べば聞こえる所にいる人々がやって来て、トラックが次の定期停車所に移動する前に、買い物をし、ちょっとした会話をする。

　子供の数の減少のために地元の学校が閉鎖され、コスト削減のために地元の郵便局が閉鎖されても、その代わりをするコミュニティセンターはない。小さなお店はシャッターを永久に下ろす。医師は引退するか、人口がより集中する場所に移動する。結果として、高齢者の定期健診が困難になる。外の世界との日常のつながりのひとつは、地元の配達サービスだ。一部の地域では、これらのサービスが、一人暮らしの高齢者を日常チェックする方法を試験している。医療を必要とする人がいると、配達人が援助を求めるのだ。

2
〔解答〕

問23　4	問24　1	問25　1	問26　4
問27　2	問28　3	問29　4	問30　1
問31　4	問32　2	問33　3	問34　3
問35　1	問36　2	問37　1	問38　2
問39　5	問40　4	問41　1	問42　1
問43　2	問44　2		

〔出題者が求めたポイント〕
問23　「肥満」は「問題」なので、problem の 4 が正解。
問24　「食品見本市にやって来た」ので came の 1 が正解。
問25～問28　growing「育てる」。preparing「調理する」。sharing「共有する」。teaching「教える」。
問29　下線部は第5文型 SVOC なので、4 が正解。1 と 2 は第3文型。3 は第4文型。
問30～問33　正解の英文　those (who are not in) the habit (of eating) a wide (range) of (fresh food) open up to (new experiences)
問34　eating「食べ物」を修飾する単語なので、unhealthy「不健康な」の 3 が正解。
問35　inspire + O + to V で「～に…する気を起こさせる」という意味なので、to open の 1 が正解。
問36　ultimately「究極的に」。dramatically「劇的に」。finally「最終的に」。immediately「すぐに」。mentally「精神的に」。
問37～問39　正解の英文　it is much (more difficult to get kids interested in good) food
問40　本文の run は「～を運営する、経営する」という意味の他動詞なので、4 が正解。
問41　One thing we know is that ～ で「我々が知るひとつのことは～」。thing と we の間に関係代名詞が省略されている。
問42　「(食べ物作りに)参加しない」という意味なので、they don't participate の 1 が正解。
問43　invaluable「非常に価値ある」。completely worthless「全く無価値な」。extremely useful「きわ

めて有用な」。seeming to be untrue「真実でないように見える」。
問44　ア → 第5段落第1文に一致　　ウ → 第4段落第5文に一致　　オ → 第8段落第1文に一致

〔全訳〕
　世界が拡大する肥満の流行に苦しむ中、米国とオーストラリアのスローフードの権威者が、イタリアに集まった国際運動家たちに、子供の食生活革命に参加するよう促した。
　「オーストラリアは、他の先進国と全く同じ問題を抱えている。それは非常な肥満率だ。地球全体で何らかの取り組みが必要だ」と、メルボルンのシェフ Stephanie Alexander は、トリノで開催された世界最大の食品見本市で語った。貧しい食習慣に取り組むために、2004年に非営利のキッチンガーデン財団を設立する前、40年にわたってトップシェフとして働いていた Alexander は、自分のプロジェクトについてインド、アフリカ、ブラジルの活動家に語りかけるためにやって来たのだ。
　米国、メキシコ、ニュージーランド、オーストラリアは世界の4大肥満国だが、南アフリカからインド、中国、ロシア、サウジアラビアに至るまで、世界中で肥満に冒された人々が増えている。「これは全て、良い食べ物と悪い食べ物の違いを子供に教える、教育の問題だ」と Alexander は語った。彼女は、スローフードに対する自分自身の情熱は、新鮮な自家製野菜を食べる喜びを教えてくれた、母と祖父母のおかげだとしている。
　現在265校で稼働中の彼女のプログラムでは、8歳から11歳までの子供たちが、季節の食糧を学校菜園で育て、特別な訓練用のキッチンで調理し、昼食時にクラスメートと共有している。これがとても成功したので、肥満に取り組む方途を探し求めるオーストラリア政府は、このプロジェクトに2,500万ドルを投資した。そして約3万人の子供 ― まもなくこの数字は2倍になる ― に影響を与えている。「非常に短時間のうちに、幅広く新鮮な食物を食べる習慣を持たない人々が、新しい経験へと開かれていくのだ。彼らは自分が達成したことを非常に誇りに思っている。そして、我々は空の皿と大きな情熱を持っている」と彼女は語った。なかでも彼女のプロジェクトは、英国の有名シェフの Jamie Oliver を刺激した。英国では11歳の子供の3分の1以上が体重過剰か肥満だと見なされる。「彼の活動は現時点では、たった2校で、とてもゆっくりしたものだけどね」。
　Alexander はトリノにおいて、バークレーの有名な Chez Panisse レストランの創設者で、1986年にイタリアでファーストフードや不健康な食べ物の撲滅に向けて設立されたスローフード運動の副理事長でもある米国のシェフ、Alice Waters と一緒にいた。Waters は、アメリカのファーストレディ、ミシェル・オバマを鼓舞し、ホワイトハウスにキッチンガーデンを開かせた女性として最もよく知られる。また彼女は、1995年にカリフォルニアで設立した Edible Schoolyard プロジェクトにも多くの時間を費やしている。
　「私は、世界中のファーストフードと、それに付随す

る文化による洗脳を心配している。世界中のすべての学校で、スローフードの価値を教える必要がある」と、Waters はフェアの活気に満ちた食堂で語った。「我々は、成功事例を収集し、その活動を全国で、そして最終的には世界中で計画するために、カリフォルニアで仕事をしている」と Waters は言った。

　Waters の刺激を受けたプロジェクトのひとつは、サクラメントの学校の食用サック・ハイ・ガーデンとキッチンだ。これが特に興味深いのは、「高校では、子供たちにおいしい食物に興味を持たせることはなおさら難しい」からだ。「私が想像したのは、子供たち自身にカフェテリア全体の運営をさせ、同級生のためにすべての食事を調理することだ。彼らは予算を学び、外部社会への対応を行い、農家の人を見つけ、一緒に食べ物を調理する」と、彼女は語った。「我々が知るひとつのことは、子供が食べ物を作り育てるとき、彼らはみな、それを食べたがるということだ。参加しない場合に、彼らが食べたいと思うかどうかは分からないが、参加型の場合には本当にうまくいく」と彼女は付け加えた。

　Waters にとって、トリノの集まりは、新鮮な食べ物について語り、イタリアの文化から感化を受ける非常に価値ある機会だった。「イタリア人は極めて深い食文化を持っている。非常に多くの人がとても大切な裏庭を持っている。彼らは季節感を知っており、家族で一緒に食べるという考えを持っている」と彼女は語った。「今回の見本市は、こうした考えを再確認するだけでなく、良い知らせを広めるひとつの手段でもある。そして、それ ─ 希望に満ちた良い知らせ ─ こそ肥満に直面して、我々が必要としているものなのだ」。

❸
〔解答〕
問 45　2　　問 46　3　　問 47　4　　問 48　2
問 49　3　　問 50　1
〔出題者が求めたポイント〕
問 45　Help yourself. で「ご自由にお取りください」の意味になる。
問 46　had better V の否定は、had better not V となる。
問 47　仮定法過去完了の帰結節なので、would have come ～となる。
問 48　「病気で寝ているかも知れない」という意味なので、might be sick in bed が正解。
問 49　According to ～「～によれば」。Judging from ～「～から判断すると」。Speaking of ～「～と言えば」。Taking after → こういう文頭副詞表現はない。
問 50　I'm still intending to (go there). の意味で 1 が正解。
〔全訳〕
（ディックは日本の大学の海外留学生だ。彼は友人の太郎を訪問している。）
ディック：ハイ、太郎。
太郎　　：ハイ、ディック。入りなよ。

ディック：ワオ、外はすごく暑いよ！　何か飲みたいよ！
太郎　　：冷蔵庫にオレンジジュースがあるよ。ご自由にどうぞ。
ディック：ありがとう。もらうよ。がぶがぶ！
太郎　　：そんな冷たいジュース、飲みすぎない方がいいよ。
ディック：気にしないよ。のどが渇いているんだから。脱水状態になりたくないよ。
太郎　　：そうだね。こんなに暑い日には、十分水分を摂ることが大切だ。ところで、今日トムを見かけた？　彼は授業に出てたと思う？
ディック：出てないと思う。もし出ていれば、いつものようにボクのところに話に来たはずだ。
太郎　　：そうだね。
ディック：彼は病気で寝てるかもね。だって彼は学校を休むのが嫌いだから。後で彼を訪ねてみるよ。
太郎　　：彼は具合が良ければいいね。彼は、夏休みに両親に会いに国に帰ると言ってた。
ディック：あ〜、そうなの。それは彼にとっていいことだね。休みと言えば、この夏の計画何かあるの？
太郎　　：え〜と、この夏はバイトで忙しいんだ。金を貯めなくちゃいけないので。
ディック：君が今年のクリスマスにドイツに旅行したいって言ってたのを覚えているよ。
太郎　　：まだそのつもりでいるよ。そこのクリスマス・マーケットを見たいんだ。
ディック：それはとても素敵だね！　ホワイトクリスマスも楽しめるかもね。ホワイトクリスマスを考えたら、涼しくなったよ。

化　学

解答　30年度

❶

〔解答〕

問1　⑨　　問2　⑤　　問3　解なし
問4　③　　問5　①

〔解答のプロセス〕

問1
(a) 誤：$1kg = 1 \times 10^3(g) = 1 \times 10^6(mg)$
(b) 正：$1dL(デシリットル) = 1 \times 10^{-1}L = 1 \times 10^2 mL$
　　なお，$1dm = 1 \times 10^{-1}m = 10cm$
　　　　　$1cm = 1 \times 10^{-2}m$
(c) 誤：$1g/cm^3 = 1 \times 10^3 g/L$
　　　　$1L = 1000cm^3$
(d) 正：Pa と N/m^2 は同じ。

問2
(a) 誤：$^{19}_9F$：陽子数（＝原子番号）＝9
　　中性子数＝$19-9=10 \neq$陽子数
(b) 正：原子番号10である。
(c) 誤：Ne と同じ。$K(2)L(8)$
　　　$Mg:K(2)L(8)M(2) \longrightarrow Mg^{2+}:K(2)L(8)$
(d) 正：イオン化エネルギーが小さい原子は，陽イオンになりやすい。アルカリ金属は，陽イオンになりやすい。

問3　問題の前提条件が不十分で正答が導けない場合があるので「解なし」とする。（大学当局より）
(a) 正：冷却すると，発熱方向（右）に平衡が移動する。
(b) 誤：温度によっては平衡が成立しないことがある。
(c) 誤：触媒は平衡の移動に影響しない。
(d) 正：加えた N_2 を減少させる方向，右に移動する。

問4　沈澱Aは，$PbCl_2$ で白色である。
　　沈澱Bは，CuS と操作1で沈澱しきれなかった（水に少し溶ける）$PbCl_2$ が PbS となり，沈澱する。CuS も PbS も黒色である。
　　濾液Cは，$Zn〔(NH_3)_4〕^{2+}$ が錯イオンとなり溶けている。
　　沈澱Dは，$Fe(OH)_3$ の赤褐色沈澱と $Al(OH)_3$（白色沈澱）の混合物。
　　溶液Eは，$Al(OH)_4^-$ を含む。$Al(OH)_3$ は両性水酸化物。
(a) 正
(b) 誤
(c) 誤：操作3では，溶液の煮沸で H_2S を除き，さらに HNO_3 で，H_2S で還元された Fe^{2+} を Fe^{3+} に酸化している。
(d) 正

問5　空気の平均分子量29より大きく，水に溶けやすい気体は，下方置換で捕集する。あてはまる無色の気体は，H_2S。以下の（　）内は，気体の分子量，色を表す。
(a) 正：$FeS + H_2SO_4 \longrightarrow FeSO_4 + H_2S$（34，無色）

(b) 誤：$2NH_4Cl + Ca(OH)_2$
　　　　　$\longrightarrow CaCl_2 + 2H_2O + 2NH_3$（17，無色）
(c) 誤：$Cu + 4HNO_3$
　　　　　$\longrightarrow Cu(NO_3)_2 + 2H_2O + 2NO_2$（46，赤褐色）
(d) 誤：$HCOOH \longrightarrow H_2O + CO$（28，無色）（濃硫酸は脱水剤）

❷

〔解答〕

問6　⑨　　問7　②

〔解答のプロセス〕

問6
(a) 正：酢酸エチルは水に溶けない。水に浮く。
(b) 誤：両方とも銀鏡反応が陽性。
(c) 正：フェノールにはベンゼン環に OH があり，塩化鉄(Ⅲ)反応は陽性。安息香酸にはこの反応はない。
(d) 正：ニトロベンゼンは水に溶けない。アニリンは，HCl と塩を作って水に溶ける。
　　　$C_6H_5NH_2 + HCl \longrightarrow C_6H_5NH_3^+Cl^-$

問7
(a) 正：A，B に H_2 が付加し A′，B′ になると，A′ と B′ は同一。
　　　　　A′　　　　　　　B′
　　$CH_3CH_2\overset{*}{C}HCH_3$　　$CH_3\overset{*}{C}HCH_2CH_3$
　　　　　　CH_3　　　　　　　CH_3
(b) 誤：D には，幾何異性体はあるが，A には，ない。
(c) 正：$\overset{*}{C}$：不斉炭素原子
　　　C からの生成物：$CH_2Br-\overset{*}{C}HBr-CH(CH_3)_2$
　　　E からの生成物：$CH_2Br-\overset{*}{C}HBr-CH_2CH_2CH_3$
(d) 誤：$-CH_2CH_3$ の $-CH_3$ の C は，同一平面上にない。

❸

〔解答〕

問8　⑥　　問9　⑥　　問10　③

〔解答のプロセス〕

問8
(a) 誤：ダニエル電池である。
(b) 誤：H_2 は，発生しない。
(c) 正：
(d) 正：イオン化傾向は $Mg > Zn$ だから，イオン化傾向の大きい金属ほど，負になりやすく，起電力は大きい。

問9　（負極）$Zn \longrightarrow Zn^{2+} + 2e^-$
　　　（正極）$Cu^{2+} + 2e^- \longrightarrow Cu$
　　2mol の e^- の電気量で，負極の Zn は 1mol 減少し，正極の Cu は 1mol 増加する。　$Cu = 64$　$Zn = 65$

電気量(mol) = (1.95/65) × 2 = 0.06(mol)　…(1)
Cu の生成量を x(g)とする。
　電気量(mol) = (x/64) × 2(mol)　…(2)
(1)=(2)から
　$x = 1.92$(g)　…(答)
問 10　x(A)とする。
$$\frac{x \times 2 \times 60 \times 60 (\text{C})}{9.65 \times 10^4 (\text{C/mol})} = 0.06 (\text{mol})$$
　$x = 0.804 = 0.80$(A)　…(答)

4
〔解答〕
問 11　⑦　　問 12　⑥　　問 13　⑤
問 14　③　　問 15　②
〔解答のプロセス〕
問 11　ホールピペットは，溶液を正確に測り取る器具。メスフラスコは，正確な濃度の溶液をつくる器具。ビュレットは，目盛りの差から，滴下量を読み取る器具。
問 12　弱酸(CH_3COOH)と強塩基($NaOH$)の反応なので，中和点は塩基性。塩基性に変色領域があるフェノールフタレインを指示薬とする
問 13　$CH_3COOH + NaOH \longrightarrow CH_3COONa + H_2O$
うすめた食酢のモル濃度 x(mol/L)
$1 \times x \times (10/1000) = 1 \times 0.10 \times (8.0/1000)$
$x = 0.080$(mol/L)
もとの食酢：0.80(mol/L)
問 14　CH_3COOH(式量 60)
$(0.80 \times 60/1000) \times 100 = 4.8(\%)$　…(答)
問 15　$[H^+] = \sqrt{0.80 \times 2.0 \times 10^{-5}} = 2^2 \times 10^{-3}$
$pH = -\log[H^+] = 3 - 2\log 2 = 2.4$　…(答)

5
〔解答〕
問 16　⑤　　問 17　⑦　　問 18　③　　問 19　②
〔解答のプロセス〕
問 16　頂点の球 = (1/8) × 8 = 1
　面の球 = (1/2) × 6 = 3
これに，黒塗りの球 4 個を加えて，
　合計 8 個　…(答)
問 17　単位格子の質量 = (12/N_A) × 8(g)
　単位格子の体積 = a^3(cm³)
　密度(g/cm³) = $\dfrac{96}{N_A a^3}$
問 18　長方形の縦 = (1/2)a
　長方形の横 = (1/2)($\sqrt{2} \cdot a$)
　長方形の対角線 = 2x （球の直径を x とする）
　$[(1/2)a]^2 + [(1/2)\sqrt{2} \cdot a]^2 = (2x)^2$
　$x = \dfrac{\sqrt{3}}{4}a$

問 19
(a)　正：
(b)　誤：電気伝導性を持つのは黒鉛。
(c)　正：
(d)　誤：黒鉛の炭素原子は，3 本の共有結合と自由電子を持つのに対し，ダイヤモンドの炭素原子は 4 本の共有結合をもち，物質の持つ化学エネルギーが異なるため，燃焼熱も異なる。

6
〔解答〕
問 20　⑥　　問 21　③　　問 22　①
問 23　③　　問 24　③　　問 25　⑤
〔解答のプロセス〕
問 20　C：H：O
　= (58.0/12)：(7.6/1)：(34.4/16) = 4.83：7.6：2.15
加水分解により，2 個のアルコールと 1 個のジカルボン酸を生じているので，酸素原子は 4 個ある。C, H を 2.15/4 で割ると，
　　C：H：O = 8.99：14.1：4
　　分子式：$C_9H_{14}O_4$　…(答)
問 21　分子量を M とする。500mL = 0.5L
　$(5.0 \times 10^4)(0.5)$
　= (0.45/M)8.3 × 10³ × (127 + 273)
　M = 59.76 = 60　…(答)
問 22　$R-OH + Na \longrightarrow R-ONa + (1/2)H_2$
問 23　アルコールを $C_nH_{2n+1}OH$ とする。分子量より，
　12n + 2n + 1 + 16 + 1 = 60
　n = 3
また，ヨードホルム反応陰性から，
　$CH_3CH_2CH_2OH$：1-プロパノール　…(答)
問 24　全体の分子式から，アルコール C，2 価カルボン酸 2COOH($C_2H_2O_4$)を除くと，
　　$C_9H_{14}O_4$
　　$- C_3H_8O$
　　$- C_2H_2O_4$
　　$+ 2H_2O$
　　―――――――――
　　C_4H_8O …不飽和数は 1
ジカルボン酸 B に幾何異性体があることから C_2H_2（ジカルボン酸 B）と C_2H_6O（アルコール D）に分かれる。全体は次のようである。

A：
$$CH_3CH_2OOC-\overset{H}{C}=\overset{H}{C}-COOCH_2CH_2CH_3$$
↓ 加水分解
B：マレイン酸
$$HOOC-\overset{H}{C}=\overset{H}{C}-COOH$$
C：1-プロパノール　$CH_3CH_2CH_2OH$
D：エタノール　CH_3CH_2OH

E：酸無水物の生成

(a) 誤：エステルである。

(b) 誤：化合物Bは，マレイン酸。

(c) 正：低分子のアルコールは水によく溶ける。

(d) 誤：酸無水物は水に溶けないので，酸性を示さない。

問25　化合物 C を酸化する。

$CH_3CH_2CH_2OH \longrightarrow CH_3CH_2CHO$
　　　　　　　　　　　　　　$\longrightarrow CH_3CH_2COOH$

化合物 D とエステルを作る。

$CH_3CH_2COOH + C_2H_5OH$
　　　　　$\longrightarrow CH_3CH_2-COO-CH_2CH_3 + H_2O$

ア：CH_3CH_2　　イ：CH_2CH_3

平成29年度

問 題 と 解 説

英　語

問題

29年度

【　1　】次の英文を読んで，**問1～問20**に答えよ。番号①～⑧はパラグラフを示す。　　　　　　　　　　　　　　　　　　　　　　　　　（40点）

① Japanese are very particular about rice.　They prefer sticky rice to *fluffy rice, a choice quite contrary to the rest of the world.　Japanese are *finicky about the taste of steamed and unseasoned white rice itself and have strong attachments to certain *strains.　A typical supermarket sells only around 10 varieties, but (　　ア　　) are said to exist in Japan, though probably nobody, not even experts, have managed to check accurately.　Agricultural laboratories all over the country continue to do selective breeding in search of improved strains.　So highly *discriminating are tastes regarding white rice that tests conducted with general consumers typically $\boxed{\text{present}}$ a long list of questions on such aspects as whiteness, *sheen, *fragrance, taste, *texture, stickiness, and tenderness or firmness.

（*注　fluffy：ふんわりした　　　　finicky：気難しい　　　　strains：品種
discriminating：識別力のある　　　sheen：光沢　　　fragrance：香り
texture：歯ごたえ，舌触り）

② You would think that such *partiality to white rice would leave no room for other grains at the table.　The growing popularity of a variety of grains today says (　　イ　　).　*Zakkoku*, literally "miscellaneous cereal grains," is a loosely defined category.　For the sake of convenience, when we say "cereal grains" in this essay, we include everything $\boxed{but}$ white rice.　Brown rice, wheat, and beans, too, are part of the extensive "cereal grains" category. Currently in Japan cereal grains are mostly eaten cooked *with* white rice.

（*注　partiality：強い愛着）

③ Tokyo's Omotesando and Harajuku districts are well-known meccas of the latest fashions.　Less known is the fact that they have the highest consumption of cereal grains.　As trendy, fashion-conscious people tend to prefer healthy natural foods, more restaurants in the areas offer a choice of white rice or rice with cereal grains to (1) a main dish.　At curry restaurants, brown rice and cereal-grain rice are common, and at other restaurants, too, more and more diners [A   ], if given a choice.

④ Japanese millet, foxtail millet, and common millet are all major cereal grains that have been cultivated in Japan since ancient times, but when rice production started to soar in the early 20th century, and white rice became a favored *staple, production of those other grains [B   ]. Today it is not uncommon that farmers (2) cereal grains only for their own consumption or to share with their neighbors.　At the opposite end of the *spectrum is Iwate prefecture, where extensive production yields the largest output of cereal grains in Japan.　With choices sold premixed and in user-friendly forms for easy cooking, cereal grains have *shed the negative image of being merely a ‎ substitute ‎ food for hard times, and they are becoming a regular part of the Japanese diet.　As part of the world trend toward healthier living, cereal grains [C   ] as ideal substitutes for sufferers of food allergies to eat.

　(*注　staple：主食　　spectrum：領域　　shed：捨てる)

⑤ *Macrobiotic diets [D   ] supermodels, ballet dancers, and Hollywood stars.　But how many (3) that macrobiotics in fact started in Japan and has roots in Japanese cereal grains?　What is different about them?

　(*注　macrobiotic diets：長寿食，自然食)

⑥ "In the United States, some of the newly popular grains have South American origins.　One example is *quinoa, which has a cooked texture that's fluffy and a bit *crunchy, whereas cereal grains favored in Japan such as Japanese millet, foxtail millet, and common millet, all native to Asia, are *starch based and *glutinous in texture," observes Shigetoshi Nagasawa, president of Hakubaku, a major dealer in a wide range of grains.　The company (　　ウ　　) consumption of barley and other cereal grains for a healthy diet.

　(*注　quinoa：キノア（の実）　　crunchy：サクサクした　　starch：でんぷん glutinous：ネバネバした）

⑦ "Americans like to eat whole-grain breads and breakfast cereals," Nagasawa continues.　"In general their choices (　4　) to be wheat, *oat, or corn based, whereas in Japan barley is more common than wheat, and we eat barley mixed with rice."

　(*注　oat：オート麦)

⑧ The West is a wheat-based food culture while the East is rice based. Differences show up in the naming of cereals, too.　Japanese millet, foxtail millet, and common millet are three species that share the name "millet" in English, while in Japanese each has its own name: *hie, awa,* and *kibi,* respectively.　*Conversely, there are three other grains—barley, wheat, and rye—that each have a different name in English, but are (　　エ　　) in Japanese.　Barley is called *omugi* (literally, "big wheat"), wheat is *komugi* ("small wheat"), and rye is *raimugi.*　These examples (　5　) differences in how cultivation of the grains has evolved and how important they have been in people's diets.

　(*注　conversely：逆に)

問 1：第①パラグラフ中の下線部（　　ア　　）are said to exist in Japan の意味が「日本には 300 種類もあると言われている」になるように，（　　ア　　）に最も適切な表現を次から選べ。

    1. 300 and more

    2. 300 times as many as

    3. as many as 300

    4. not more than 300

マーク式解答欄　1

問 2：第①パラグラフ中の present と第 1 アクセント（第 1 強勢）の位置が異なる語を次から 1 つ選べ。

    1. advice　　　2. complete　　3. guitar　　　4. moment

マーク式解答欄　2

問 3：第②パラグラフ中の（　　イ　　）に入れるべき最も適切な語を次から選べ。

    1. forward　　2. otherwise　　3. so　　　　4. when

マーク式解答欄　3

問 4：第②パラグラフ中の *but* に最も近い意味で使用されている but を含む英文はどれか。最も適切なものを次から選べ。

    1. He is still <u>but</u> a child.

    2. Nobody <u>but</u> her visited the palace.

    3. Not he <u>but</u> I am to make a speech.

    4. There is nobody <u>but</u> wants to be happy.

マーク式解答欄　4

問5～問9：第③～第⑧パラグラフ中の（　1　）～（　5　）に入れるべき最も適切な語を次から選べ。各語は1回ずつ使用せよ。

    1. know   2. tend   3. reflect   4. cultivate   5. accompany

問5：（　1　）に入れるべき語はどれか。　　マーク式解答欄　5

問6：（　2　）に入れるべき語はどれか。　　マーク式解答欄　6

問7：（　3　）に入れるべき語はどれか。　　マーク式解答欄　7

問8：（　4　）に入れるべき語はどれか。　　マーク式解答欄　8

問9：（　5　）に入れるべき語はどれか。　　マーク式解答欄　9

問10～問13：第③～第⑤パラグラフ中の［　　A　　］～［　　D　　］に入れるべき最も適切な表現を次から選べ。各表現は1回ずつ使用せよ。

    1. are also very much in the spotlight
    2. are going for rice with cereal grains
    3. gradually became smaller in scale
    4. have many followers among American

問10：［　　A　　］に入れるべき表現はどれか。

マーク式解答欄　10

問11：［　　B　　］に入れるべき表現はどれか。

マーク式解答欄　11

問12：［　　C　　］に入れるべき表現はどれか。

マーク式解答欄　12

問13：［　　D　　］に入れるべき表現はどれか。

マーク式解答欄　13

問14：第④パラグラフ中の　substitute　の意味として最も適切なものを次から選べ。

    1. alternative   2. conservative   3. essential   4. imaginary

マーク式解答欄　14

問15：第⑥パラグラフ中の（　　ウ　　）に入れるべき最も適切な語を次から選べ。

    1. collapses   2. descends   3. opposes   4. promotes

マーク式解答欄　15

問16：第⑧パラグラフ中の（　　エ　　）に入れるべき最も適切な語（句）を次から選べ。

    1. grouped together
    2. identical
    3. the same name
    4. unknown species

マーク式解答欄　16

問17〜問20：次の各英文が本文の内容と一致するように，英文中の（　　　　　）に下の 1. 〜 4. から最も適切なものを選べ。

問17：Omotesando and Harajuku are the areas（　　　　　）.

    1. in which Indian people run excellent restaurants
    2. that are famous for natural food restaurants
    3. where cereal grains are popular
    4. whose residents prefer white rice to cereal grains

マーク式解答欄　17

問１８ : It was in the early 20th century that (＿＿＿＿).

    1. cereal grains became regular part of Japanese diet

    2. farmers began to consume cereal grains

    3. white rice became Japanese favored staple

    4. white rice came to be grown for the first time

マーク式解答欄　１８

問１９ : Quinoa is one of the popular grains that (＿＿＿＿).

    1. are native to the United States

    2. are South American in origin

    3. have a similar flavor to Japanese rice

    4. have a sticky texture

マーク式解答欄　１９

問２０ : "Common millet" in English is called (＿＿＿＿) in Japanese.

    1. *awa*   2. *hie*   3. *kibi*   4. *zakkoku*

マーク式解答欄　２０

(出典 : "Delicious Japan," *Kateigaho International Edition*, vol. 29)

【 2 】次の英文は 1980 年代に書かれた，アメリカの交通事故防止対策に関する文章である。これを読んで，**問２１〜問３６**に答えよ。番号①〜⑧はパラグラフを示す。　　　　　　　　　　　　　　　　　　　　　　　　　　　（３２点）

① Efforts are being made toward preventing motor vehicle accidents and reducing the risks of injury and death to people involved in accidents.　These efforts focus on factors involving vehicles, highways, drivers, and laws.

② Vehicle factors relate to the design and maintenance of the automobile. Injuries and *fatalities are (＿＿＿A＿＿＿) when automobile *bumpers, *front ends, and *steering columns are designed to absorb the impact from a crash. *Passenger compartments that have *recessed knobs and heavy *padding are important for safety.
　(*注　fatalities：死亡者数　　bumpers：バンパー　　front ends：（車の）前面 steering columns：ステアリングコラム（ハンドルの主軸部分）　　passenger compartments：人の乗る空間　　recessed：埋め込まれた　　padding：詰め物)

③ Airbags are an option on some vehicles.　One advantage of airbags is that drivers do not have to make a ｜conscious｜ effort to use them.　In most cases, a safety belt must be hooked up by the driver.　Even though their effectiveness has been (＿＿＿B＿＿＿), safety belts are not used by the majority of drivers. Many vehicles are made with *crush zones.　Shocks can be absorbed in a *head-on crash with less resulting injury to a driver or passenger.　*Antilock braking systems (ABS) are now recognized as aids in accident prevention. These systems help cars stop in a straight line when the brakes are suddenly (＿＿＿C＿＿＿).　The brakes do not lock the wheels in a sudden stop.
　(*注　crush zones：衝撃吸収帯　　head-on：正面の　　antilock braking systems：急ブレーキ時の車輪ロックを防止するブレーキ・システム)

④ Highway factors play a role in automobile safety.　Studies show that certain road (＿＿＿X＿＿＿) promote automobile accidents.　Among these are sharp curves, steep *grades, *potholes, and a lack of a physical *median that separates opposing traffic. On city streets, shielded signs, ☐missing☐ signs, and poor lighting increase accident rates. Highway and street (　　)(　　) now (　　)(　　)(　ア　) ever before (　イ　) the (　　) of designing safe automobile routes.

(*注　grades：斜面　　　potholes：路面のくぼみ　　　median：中央分離帯)

⑤ The most important factor in motor vehicle accidents is the driver. There are several ways that drivers of motor vehicles can promote safety. Alcohol is ☐　　　　☐ for half of all automobile-related accidents. Many groups that are against drunk driving, such as MADD (Mothers Against Drunk Driving) and SADD (Students Against Drunk Driving), have (　　D　　) *lawmakers to *enact stricter laws concerning those who fail to follow the laws related to alcohol and driving. Through the pressure of these and other groups, many states are considering reducing the blood-alcohol level that indicates when one is legally *intoxicated. Other laws are (　カ　)(　　) with (　　) penalties for (　キ　)(　　) are (　　) drinking and driving.

(*注　lawmakers：(議会の) 議員　　　enact：制定する　　　intoxicated：酩酊した)

⑥ The use of drugs such as *barbiturates, amphetamines, and marijuana is (　　E　　) in many motor vehicle accidents. The effects of these drugs can be dangerous to both the driver and others.

(*注　barbiturates, amphetamines, and marijuana：[薬品名] バルビツール, アンフェタミン, マリファナ)

⑦ Each year, more states *implement laws *mandating the use of safety belts. Research shows that 10,000 to 16,000 lives would be saved each year if drivers and their passengers would use safety belts. Laws mandating the use of *child-restraint systems in automobiles have been implemented in many states. Under these laws, children under a certain weight (often under 40 pounds) and/or under a certain age must be properly secured in a child-restraint system.

Some hospitals, health departments, and other organizations provide families with young children the use of child-restraint systems for a minimal fee or free of charge.　Many hospitals have rules that require newborn babies to be fastened in a child-restraint seat when leaving the hospital to go home for the first time.

（＊注　implement：施行する　　　mandate：義務づける　　　child-restraint systems：子供のための安全装置（チャイルドシートなど））

⑧ In addition to automobiles, other motor vehicles are also ⬚⬚⬚⬚⬚ for many injuries and deaths.　Drivers of *motorcycles greatly increase their risks of dying in an accident.　Motorcycle drivers need to drive defensively.　They must regard every car as a (　　Y　　).　Wearing a helmet is essential. Some motorcycle drivers argue that laws mandating helmets *infringe on their personal liberties.　They (　　Z　　) that other people are not *endangered by their choice not to wear a helmet.　However, family members and society must pay the medical costs of those drivers who have accidents.

（＊注　motorcycles：オートバイ　　　　　　infringe on...：〜を侵害する endanger：危険にさらす）

問21～問25： 第②～第⑥パラグラフ中の （　A　）～（　E　）に入れるべき最も適切な語を次から選べ。各語は1回ずつ使用せよ。

　　　1. applied　　　2. pressured　　　3. proven
　　　4. reduced　　　5. suspected

　　問21：（　A　）に入れるべき語はどれか。　　マーク式解答欄　21

　　問22：（　B　）に入れるべき語はどれか。　　マーク式解答欄　22

　　問23：（　C　）に入れるべき語はどれか。　　マーク式解答欄　23

　　問24：（　D　）に入れるべき語はどれか。　　マーク式解答欄　24

　　問25：（　E　）に入れるべき語はどれか。　　マーク式解答欄　25

問26：第③パラグラフ中の conscious の意味として最も適切なものを次から選べ。

　　　1. creative　　　2. desirable　　　3. intentional　　　4. major
　　　　　　　　　　　　　　　　　　　　　　　　マーク式解答欄　26

問27：第④パラグラフ中の（　　X　　）に文脈に合った最も適切な語を次から選べ。

　　　1. drivers　　　2. features　　　3. movies　　　4. rules
　　　　　　　　　　　　　　　　　　　　　　　　マーク式解答欄　27

問２８：第④パラグラフ中の ｜ missing ｜ の意味として最も適切なものを次から選べ。

    1. hardly clean　　　2. looking lonely
    3. not present　　　4. terribly mistaken

                        マーク式解答欄　２８

問２９〜問３０：第④パラグラフ中の下線部（<u>Highway...routes.</u>）が次の日本語に相当する英文になるように，最も適切な語を下から選んで文中のすべての（　　　　　）を埋めるとき，（　　ア　　）と（　　イ　　）に入れるべき語はどれか。各語の番号を答えよ。各語は１回ずつ使用せよ。

「高速道路技術者，および道路技術者たちは今日，安全な自動車道を設計することの重要性を以前よりも深く自覚している。」

<u>Highway and street</u> （　　　　　）（　　　　　） now （　　　　　）（　　　　　）（　　ア　　）ever before （　　イ　　）the （　　　　　）of designing safe <u>automobile routes.</u>

     1. are　　　2. aware　　　3. engineers　　4. importance
     5. more　　6. of　　　7. than

  問２９：（　　ア　　）に入れるべき語はどれか。　マーク式解答欄　２９
  問３０：（　　イ　　）に入れるべき語はどれか。　マーク式解答欄　３０

問３１：第⑤パラグラフ中の ｜　　　　｜ と，第⑧パラグラフ中の ｜　　　　｜ に共通して入れるべき最も適切な語を次から選べ。

    1. artificial　　2. impatient　　3. responsible　　4. sympathetic

                        マーク式解答欄　３１

問３２～問３３：　第⑤パラグラフ中の下線部（Other laws . . . driving.）が次の日本語に相当する英文になるように，最も適切な語を下から選んで文中のすべての（　　　　　）を埋めるとき，（　　カ　　）と（　　キ　　）に入れるべき語はどれか。各語の番号を答えよ。各語は１回ずつ使用せよ。

「飲酒運転をしていて捕まる人たちがより厳しい罰則を受けるように，その他の法律が改正されつつある。」

Other laws are (　　カ　　)(　　　　　) with (　　　　　) penalties for (　　キ　　)(　　　　　) are (　　　　　) drinking and driving.

　　1. stricter　　　2. caught　　　3. those　　　4. being
　　5. changed　　　6. who

　　問３２：（　　カ　　）に入れるべき語はどれか。　　マーク式解答欄　３２
　　問３３：（　　キ　　）に入れるべき語はどれか。　　マーク式解答欄　３３

問３４：第⑦パラグラフの内容と一致する日本文を次から１つ選べ。

　　1. 病院で生まれた新生児を車で連れて帰る際には，安全装置の使用が特別に免除されている。
　　2. シートベルトを使用し始めたことにより，１年に１万～１万６千ほど交通事故死の数が減少した。
　　3. 体重が４０ポンド以上ある子どももチャイルドシートなどの安全装置を使わなくてもよい。
　　4. シートベルトの使用を法律によって義務づける州が年々増加している。

マーク式解答欄　３４

問３５：第⑧パラグラフ中の（＿＿＿Y＿＿＿）に文脈に合った最も適切な表現を次から選べ。

    1. convenient tool   2. potential hazard

    3. security guard   4. status symbol

マーク式解答欄　３５

問３６：第⑧パラグラフ中の（＿＿＿Z＿＿＿）に入れるべき最も適切な語を次から選べ。

    1. establish   2. maintain   3. neglect   4. obey

マーク式解答欄　３６

（出典: Linda Meeks-Mitchell & Philip Heit, *Health : A Wellness Approach*）

【 3 】次の英文は，Keisuke と同僚の Sandy が「チームランチ」（会社のチームメンバー全員でとる昼食）について交わす会話である。これを読んで，**問３７～問４２**に答えよ。 （１２点）

Keisuke: Where are we going for our team lunch today?

Sandy: The steak house on the corner at the next *intersection.

Keisuke: Wow, [A   ]. Maybe I should *hold off on snacking then. I want to be super hungry for it!

Sandy: It's only 10, Keisuke, and we have a lot of work to do. Why don't you eat some fruit or something to *tide you over until lunch?

Keisuke: OK, you're right. I love this idea of a team lunch, though. We have the freedom to choose where we want to eat, and it's all *on the company.

Sandy: That's the whole point. Otherwise, [B   ], and eat alone. By the way, it's your turn to choose the restaurant for next month.

Keisuke: Great. [C   ].

Sandy: (X   ).

Keisuke: Yes, of course. Whatever the intentions, free food is always good!

Sandy: That's true. It is a great chance to *catch up on everyone's busy life. If [D   ], I would be *clueless about Junko's divorce.

  (*注　intersection：交差点　　hold off on...：～を我慢する　　tide you over until...：～までしのがせる　　on the company：会社の費用負担で　　catch up on...：～の新しい情報を得る　　clueless：無知な)

問３７～問４０： 本文中の [A   ] ～ [D   ] に入れるべき最も適切な表現を次から選べ。各表現は１回ずつ使用せよ。なお，文頭に来る語の頭文字も小文字で示している。

    1. I have plenty of places I can suggest

    2. I've always wanted to eat at that restaurant

    3. it weren't for the last team lunch

    4. we would get our own lunches like we usually do

問３７：[　　　A　　　] に入れるべき表現はどれか。

問３８：[　　　B　　　] に入れるべき表現はどれか。

問３９：[　　　C　　　] に入れるべき表現はどれか。

問４０：[　　　D　　　] に入れるべき表現はどれか。

問４１〜問４２：本文中の（　　　　　X　　　　　）が，次の日本語に相当する英文になるように，最も適切な語（句）を下の 1. 〜 9. から選んで文中のすべての（　　　　　）を埋めるとき，（　　X-1　　）と（　　X-2　　）に入れるべき語（句）はどれか，その番号を答えよ。各語（句）は１回ずつ使用せよ。

「皆で一緒に食事するのは素晴らしいことだわ。でも会社は社員の生産性が高まることを期待してやっていることはわかってるわよね。」

It's（　　　　　）（　　　　　），（　　X-1　　）（　　　　　）（　　　　　）（　　X-2　　）（　　　　　）（　　　　　）（　　　　　）productivity, right?

1. but you　　　　2. in hopes of　　　　3. increasing

4. is doing this　　5. nice for all of us　6. our

7. realize　　　　8. that the company　9. to eat together

問４１：（　　X-1　　）に入れるべき語（句）はどれか。

問４２：（　　X-2　　）に入れるべき語（句）はどれか。

（出典：金井真努香「ビジネス会話 ABC！」 *Mainichi Weekly*）

【４】問４３〜問５０：次の各英文全体の意味が十分通じるように，下の枠内に与えられたすべての語（句）を適切に並べ替えて英文中の（　　　　）を埋めるとき，（　Ａ　）と（　Ｂ　）に入れるべき最も適切な語（句）はどれか。その番号をマークせよ。　　　　　　　　　　　　　　　　　　　　　　　（１６点）

1. You （　　　）（　　　）（　Ａ　）（　　　）（　Ｂ　）（　　　）（　　　） brown.

1. the top	2. had	3. the meat	4. roast	5. is
6. better	7. until			

問４３：（　Ａ　）に入れるべき語（句）はどれか。

マーク式解答欄　４３

問４４：（　Ｂ　）に入れるべき語（句）はどれか。

マーク式解答欄　４４

2. We （　　　）（　　　）（　Ａ　）（　　　）（　Ｂ　）（　　　）（　　　） children.

1. the medicine	2. keep	3. of	4. our
5. out of	6. should	7. the reach	

問４５：（　Ａ　）に入れるべき語（句）はどれか。

マーク式解答欄　４５

問４６：（　Ｂ　）に入れるべき語（句）はどれか。

マーク式解答欄　４６

3．It (　　　) (　　　) (A) (　　　) (B) (　　　) (　　　) the new car.

| 1. buys | 2. doesn't | 3. matter | 4. me |
| 5. to | 6. Tom | 7. whether |

問４７ ： (　A　) に入れるべき語はどれか。

問４８ ： (　B　) に入れるべき語はどれか。

4．She did (　　　) (　　　) (A) (　　　) (B) (　　　) (　　　) (　　　) her limited income.

| 1. sons | 2. excellent | 3. within | 4. of |
| 5. raising | 6. an | 7. two | 8. job |

問４９ ： (　A　) に入れるべき語はどれか。

問５０ ： (　B　) に入れるべき語はどれか。

化　学

問題

29年度

必要があれば，次の数値を用いよ。

原子量： H＝1.0，　C＝12，　N＝14，　O＝16，　Na＝23，　S＝32，
　　　　 Cl＝35.5，　Ca＝40，　Cu＝64
アボガドロ定数：6.02×10^{23} /mol
気体定数：8.3×10^3 Pa·L/(K·mol)
ファラデー定数：9.65×10^4 C/mol
セルシウス温度目盛りのゼロ点　0 ℃：273 K

1 次の問い (問1〜問3) に答えよ。　　　　　　　　(16点)

問1　固体に関する次の記述のうち，正しいもののみをすべて含む組み合わせはどれか。

マーク式解答欄　**1**

(a) 塩化ナトリウムの固体 (結晶) は電気伝導性がよい。
(b) ドライアイスは，分子間力により分子が配列する分子結晶である。
(c) 黒鉛は金属結晶であり，電気伝導性がよい。
(d) 構成粒子の配列が不規則な固体をアモルファスという。

(1)　[(a), (b)]　　　(2)　[(a), (c)]　　　(3)　[(a), (d)]
(4)　[(b), (c)]　　　(5)　[(b), (d)]　　　(6)　[(c), (d)]
(7)　[(a), (b), (c)]　(8)　[(a), (b), (d)]　(9)　[(a), (c), (d)]
(10)　[(b), (c), (d)]

問2　ハロゲンに関する次の記述のうち，正しいもののみをすべて含む組み合わせはどれか。

マーク式解答欄　**2**

(a) ハロゲンの原子は7個の価電子をもつ。
(b) 第2周期の元素のうちで，第1イオン化エネルギーが最も大きいのはフッ素である。
(c) 塩化物イオンの電子配置は，ナトリウムイオンの電子配置と同じである。
(d) ヨウ化カリウム水溶液に臭素水を加えると，ヨウ素が生成する。

(1)　[(a), (b)]　　　(2)　[(a), (c)]　　　(3)　[(a), (d)]
(4)　[(b), (c)]　　　(5)　[(b), (d)]　　　(6)　[(c), (d)]
(7)　[(a), (b), (c)]　(8)　[(a), (b), (d)]　(9)　[(a), (c), (d)]
(10)　[(b), (c), (d)]

問3　コロイドに関する次の記述のうち，正しいもののみをすべて含む組み合わせはどれか。

(a) 疎水コロイドのコロイド粒子は，それぞれ同種の電荷を帯び，その反発力により水溶液中で分散している。

(b) 流動性のあるコロイドをゲル，流動性のないコロイドをゾルという。

(c) 水酸化鉄(Ⅲ)のコロイド溶液を凝析させるには，硫酸ナトリウムの方が，塩化ナトリウムよりも少ない物質量でよい。

(d) コロイド溶液のコロイド粒子は，セロハンのような半透膜を通過できるが，一般的なろ紙は通過できない。

(1) [(a), (b)]   (2) [(a), (c)]   (3) [(a), (d)]

(4) [(b), (c)]   (5) [(b), (d)]   (6) [(c), (d)]

(7) [(a), (b), (c)]   (8) [(a), (b), (d)]   (9) [(a), (c), (d)]

(10) [(b), (c), (d)]

2 次の記述を読んで，問い（**問4～問6**）に答えよ。 （14点）

　アルカリ土類金属元素に属するカルシウムは，その化合物が石灰石や大理石として地殻中に多く存在することから，様々な用途で使用されている。
　カルシウムの水酸化物や炭酸塩は，古代より建築材料として利用されている。人類最初のセメントである「気硬性セメント」は，砕いた(i)石灰石を熱して生石灰を生成させ，施工後に生石灰が空気中の水分や炭酸ガスと反応し硬化することを利用している。一方で，塩化カルシウムは冬期の道路が凍結する危険性があるときに，凍結防止剤として道路に散布される。これは，(ii)塩化カルシウムによる水の凝固点降下を利用している。

問4　アルカリ土類金属元素であるカルシウム，ストロンチウム，バリウムに共通する性質として正しいもののみをすべて含む組み合わせはどれか。

　　　　　　　　　　　　　　　　　　　　　　　　マーク式解答欄　**4**

(a) 化合物は炎色反応を示す。
(b) 単体は常温で水と反応する。
(c) 硫酸塩は水によく溶ける。
(d) 水酸化物の水溶液は強塩基性である。

　(1)　[(a), (b)]　　　　(2)　[(a), (c)]　　　　(3)　[(a), (d)]
　(4)　[(b), (c)]　　　　(5)　[(b), (d)]　　　　(6)　[(c), (d)]
　(7)　[(a), (b), (c)]　　(8)　[(a), (b), (d)]　　(9)　[(a), (c), (d)]
(10)　[(b), (c), (d)]

問5　下線部 (i) について，石灰石の主成分から生石灰が生成する反応式として
正しいものはどれか。

(1)　$Ca(OH)_2 \rightarrow CaO + H_2O$

(2)　$CaO + H_2O \rightarrow Ca(OH)_2$

(3)　$Ca + 2H_2O \rightarrow Ca(OH)_2 + H_2$

(4)　$Ca(OH)_2 + CO_2 \rightarrow CaCO_3 + H_2O$

(5)　$CaCO_3 \rightarrow CaO + CO_2$

(6)　$CaCO_3 + H_2O + CO_2 \rightarrow Ca(HCO_3)_2$

問6　下線部 (ii) の凝固点降下について，水 **10 kg** の凝固点を **5.0 ℃** 下げるため
に必要な塩化カルシウム（無水物）の質量 〔**kg**〕はいくらか。次の中から最も
近い値を選べ。ただし，水のモル凝固点降下は **1.85 K·kg/mol** であり，塩化カル
シウムは水溶液中で完全に電離するものとする。

(1)　0.33　　　(2)　0.56　　　(3)　0.84　　　(4)　1.0

(5)　1.6　　　(6)　2.4　　　(7)　3.0　　　(8)　4.1

3 次の記述を読んで，問い（**問7～問10**）に答えよ。　　　　（19点）

操作1： **0.0500 mol/L** のシュウ酸標準溶液 **25.0 mL** を (i)ホールピペットを用いて正確にはかりとり，(ii)コニカルビーカーに入れた。これに (iii)指示薬を加え，(iv)ビュレットを用いて水酸化ナトリウム水溶液を滴下したところ，中和点になるまでに **25.5 mL** を要した。

操作2： 操作1で滴定に用いた水酸化ナトリウム水溶液 **30.0 mL** に希硫酸 **12.0 mL** を加えたところ，水溶液は塩基性を示した。この塩基性水溶液を過不足なく中和するのに **0.0500 mol/L** 塩酸が **20.4 mL** 必要であった。

問7 シュウ酸二水和物 $(COOH)_2 \cdot 2H_2O$ を用いて，**0.0500 mol/L** のシュウ酸標準溶液 **50 mL** を調製する方法として最も適当なのはどれか。

> マーク式解答欄　**7**

(1) シュウ酸二水和物 **225 mg** を正確にはかりとり，ビーカーに入れ，メスシリンダーではかりとった水 **50 mL** を加えて溶かす。

(2) シュウ酸二水和物 **225 mg** を正確にはかりとり，ビーカーで少量の水に溶かし洗液とともに **50 mL** のメスフラスコに入れ，さらに水を加えて **50 mL** とする。

(3) シュウ酸二水和物 **315 mg** を正確にはかりとり，ビーカーに入れ，メスシリンダーではかりとった水 **50 mL** を加えて溶かす。

(4) シュウ酸二水和物 **315 mg** を正確にはかりとり，ビーカーで少量の水に溶かし洗液とともに **50 mL** のメスフラスコに入れ，さらに水を加えて **50 mL** とする。

問8 操作1で滴定に用いた水酸化ナトリウム水溶液の濃度〔**mol/L**〕はいくらか。次の中から最も近いものを選べ。

マーク式解答欄 **8**

(1) 0.0245	(2) 0.0490	(3) 0.0720	(4) 0.0860
(5) 0.0900	(6) 0.0980	(7) 0.102	(8) 0.111

問9 操作 2 で用いた希硫酸の濃度〔**mol/L**〕はいくらか。次の中から最も近いものを選べ。

マーク式解答欄 **9**

(1) 0.0630	(2) 0.0700	(3) 0.0800	(4) 0.0964
(5) 0.120	(6) 0.160	(7) 0.216	(8) 0.320

問10　次の記述のうち，正しいもののみをすべて含む組み合わせはどれか。

(a) 下線部（ⅰ）のホールピペットは，シュウ酸標準溶液で共洗いした後，ぬれたまま使用してもよい。

(b) 下線部（ⅱ）のコニカルビーカーは，水で洗浄した後，ぬれたまま使用してもよい。

(c) 下線部（ⅲ）の指示薬として，メチルオレンジを使用してもよい。

(d) 下線部（ⅳ）のビュレットは，水で洗浄した後，ぬれたまま使用してもよい。

(1)　[(a), (b)]　　　(2)　[(a), (c)]　　　(3)　[(a), (d)]

(4)　[(b), (c)]　　　(5)　[(b), (d)]　　　(6)　[(c), (d)]

(7)　[(a), (b), (c)]　(8)　[(a), (b), (d)]　(9)　[(a), (c), (d)]

(10)　[(b), (c), (d)]

4 下記の式で表される気体の反応に関する問い（**問11～問13**）に答えよ。ただし，気体はすべて理想気体とする。　　　　　（16点）

$$X_2 \ + \ Y_2 \ \rightleftharpoons \ 2XY$$

問11　内容積 2.0 L の密閉容器に 2.0 mol の X_2 と 2.0 mol の Y_2 を入れたところ，XY が 1.0 mol 生成して平衡状態に達した。このとき，温度は 27 ℃ であった。この容器内の混合気体の全圧〔Pa〕はいくらか。次の中から最も近い値を選べ。

マーク式解答欄　**11**

(1)　6.2×10^5　　(2)　1.2×10^6　　(3)　1.9×10^6　　(4)　2.5×10^6
(5)　3.1×10^6　　(6)　3.7×10^6　　(7)　5.0×10^6　　(8)　6.2×10^6

問12　問11の平衡状態における平衡定数はいくらか。次の中から最も近い値を選べ。

マーク式解答欄　**12**

(1)　$\dfrac{1}{4}$　　(2)　$\dfrac{4}{9}$　　(3)　$\dfrac{1}{2}$　　(4)　$\dfrac{9}{16}$

(5)　$\dfrac{16}{9}$　　(6)　2　　(7)　$\dfrac{9}{4}$　　(8)　4

問13 問11の平衡状態から温度を一定に保ちながら **1.0 mol** の **XY** を容器に追加したところ，再び平衡状態に達した。このとき容器内に存在する X_2 の物質量〔**mol**〕はいくらか。次の中から最も近い値を選べ。

マーク式解答欄　13

(1) $\dfrac{1}{4}$ 　　(2) $\dfrac{3}{8}$ 　　(3) $\dfrac{1}{2}$ 　　(4) $\dfrac{8}{15}$

(5) $\dfrac{15}{8}$ 　　(6) 2 　　(7) $\dfrac{8}{3}$ 　　(8) 4

5　　次の問い（**問14～問16**）に答えよ。　　　　　　　　　　（１８点）

問14　電解槽に **0.430 mol/L** の塩化銅（Ⅱ）水溶液を **800 mL** 入れ，炭素電極を用いて **0.500 A** の電流で電気分解を行ったところ，塩化銅（Ⅱ）水溶液の濃度は **0.405 mol/L** となった。電気分解を行った時間〔秒〕はいくらか。次の中から最も近い値を選べ。ただし，流れた電流はすべて電気分解に使用され，電気分解により水溶液の体積は変化しないものとする。

マーク式解答欄　**14**

(1)　965　　　　(2)　1930　　　　(3)　2900　　　　(4)　3860
(5)　4830　　　(6)　5790　　　　(7)　7720　　　　(8)　9650

問15　鉛蓄電池に関する次の記述のうち，正しいもののみをすべて含む組み合わせはどれか。

マーク式解答欄　15

(a) 正極を構成する化合物中の鉛原子の酸化数は **+2** である。
(b) 放電のとき，正極のみに $PbSO_4$ が析出する。
(c) 充電のとき，負極では酸化反応がおこる。
(d) 放電が進むにしたがって，電解液の H_2SO_4 濃度が低下する。

(1) [(a)]　　　　(2) [(b)]　　　　(3) [(c)]
(4) [(d)]　　　　(5) [(a),(b)]　　(6) [(a),(c)]
(7) [(a),(d)]　　(8) [(b),(c)]　　(9) [(b),(d)]
(10) [(c),(d)]

問16　陽イオンを含む水溶液に関する次の記述のうち，正しいもののみをすべて含む組み合わせはどれか。ただし，いずれの操作も常温で行うものとする。

マーク式解答欄　16

(a) Ag^+ を含む水溶液と Pb^{2+} を含む水溶液に，それぞれ希塩酸を加えると，いずれも塩化物の沈殿を生じる。
(b) Ag^+ を含む水溶液と Cu^{2+} を含む水溶液に，それぞれ水酸化ナトリウム水溶液を加えると，いずれも水酸化物の沈殿を生じる。
(c) Zn^{2+} を含む水溶液と Al^{3+} を含む水溶液に，それぞれアンモニア水を加えていくと，いずれも水酸化物の沈殿を生じるが，さらに加えるといずれの沈殿も溶ける。
(d) Cu^{2+} を含む水溶液と Ca^{2+} を含む水溶液に，それぞれ硫化水素を通じると，いずれも硫化物の沈殿を生じる。

(1) [(a)]　　　　(2) [(b)]　　　　(3) [(c)]
(4) [(d)]　　　　(5) [(a),(b)]　　(6) [(a),(c)]
(7) [(a),(d)]　　(8) [(b),(c)]　　(9) [(b),(d)]
(10) [(c),(d)]

6　　次の問い（**問17～問18**）に答えよ。　　　　　　　　（8点）

問17　次の反応のうち，発生する気体が正しいもののみをすべて含む組み合わせはどれか。

マーク式解答欄　　17

(a) ギ酸に濃硫酸を加え加熱すると，一酸化炭素が発生する。

(b) 酢酸ナトリウムと水酸化ナトリウムの混合物を加熱すると，エタンが発生する。

(c) 炭化カルシウム（カーバイド）に水を加えると，アセチレンが発生する。

(d) フェノールとナトリウムを反応させると，水素が発生する。

(1)　[(a), (b)]　　　　　(2)　[(a), (c)]　　　　　(3)　[(a), (d)]

(4)　[(b), (c)]　　　　　(5)　[(b), (d)]　　　　　(6)　[(c), (d)]

(7)　[(a), (b), (c)]　　　(8)　[(a), (b), (d)]　　　(9)　[(a), (c), (d)]

(10)　[(b), (c), (d)]

問18　次の反応のうち，主生成物が正しいもののみをすべて含む組み合わせはどれか。

(a) $\xrightarrow[\text{紫外線}]{\text{Cl}_2}$

(b) $\xrightarrow[\text{加熱}]{\text{濃H}_2\text{SO}_4}$

(c) $\xrightarrow{\text{KMnO}_4}$

(d) $\xrightarrow{\text{ナトリウムフェノキシド}}$

(1) ［(a), (b)］　　　(2) ［(a), (c)］　　　(3) ［(a), (d)］
(4) ［(b), (c)］　　　(5) ［(b), (d)］　　　(6) ［(c), (d)］
(7) ［(a), (b), (c)］　(8) ［(a), (b), (d)］　(9) ［(a), (c), (d)］
(10) ［(b), (c), (d)］

7 　次の記述を読んで，問い（**問19〜問22**）に答えよ。　　　（19点）

1. 触媒を用いてエチレンを酸化すると化合物 **A** が生成する。

2. リン酸を触媒として，エチレンに水を付加させると化合物 **B** が生成する。

3. 化合物 **B** を穏やかに酸化すると化合物 **A** となり，さらに酸化すると化合物 **C** が生成する。

4. 化合物 **C** と水酸化カルシウムを反応させて得られる化合物を乾留すると，化合物 **D** が生成する。工業的には，化合物 **D** はクメン法によりフェノールとともに得られる。

5. 化合物 **E**（分子式 $C_7H_{14}O_2$）は，酸性物質とアルコール **F** とのエステルで不斉炭素原子をもたない。

6. アルコール **F** を濃硫酸と反応させると，水分子が脱離して，アルケン **G** が主生成物として得られる。

7. アルケン **G** をオゾン分解すると化合物 **A** と化合物 **D** が生成する。

　なお，オゾン分解とは，アルケンにオゾンを反応させた後，亜鉛などの還元剤で処理することで，$C = C$ 結合が切断され，ケトンあるいはアルデヒドが生じる反応で，下図のような一般式で表すことができる。

（R^1〜R^4 は，アルキル基または水素原子を表す）

問19　化合物**A**，**B**に関する次の記述のうち，正しいもののみをすべて含む組み合わせはどれか。

マーク式解答欄　**19**

(a) 化合物**A**は，銀鏡反応に陽性である。
(b) アセチレンに硫酸水銀(Ⅱ)などを触媒として水を付加させると，化合物**A**が生成する
(c) 化合物**B**にフェーリング液を加えて加熱すると，赤色沈殿が生じる。
(d) 化合物**B**は，酵母のもつ酵素群のはたらきにより，グルコースから得られる。

(1) [(a),(b)]　　(2) [(a),(c)]　　(3) [(a),(d)]
(4) [(b),(c)]　　(5) [(b),(d)]　　(6) [(c),(d)]
(7) [(a),(b),(c)]　(8) [(a),(b),(d)]　(9) [(a),(c),(d)]
(10) [(b),(c),(d)]

問20　化合物**C**，**D**に関する次の記述のうち，正しいもののみをすべて含む組み合わせはどれか。

マーク式解答欄　**20**

(a) 化合物**C**に炭酸水素ナトリウム水溶液を加えると，二酸化炭素が発生する。
(b) 化合物**C**とサリチル酸を縮合させると，サリチル酸メチルが生成する。
(c) 化合物**D**にヨウ素と水酸化ナトリウム水溶液を加えて加熱すると，黄色の沈殿が生成する。
(d) 1-プロパノールを酸化すると，化合物**D**が生成する。

(1) [(a),(b)]　　(2) [(a),(c)]　　(3) [(a),(d)]
(4) [(b),(c)]　　(5) [(b),(d)]　　(6) [(c),(d)]
(7) [(a),(b),(c)]　(8) [(a),(b),(d)]　(9) [(a),(c),(d)]
(10) [(b),(c),(d)]

問21 化合物 **E** の構造式として最も適しているものはどれか。

マーク式解答欄　21

(1)
$$CH_3 - \underset{\underset{CH_3}{|}}{\overset{\overset{CH_3\ \ O}{|}}{C}} - \underset{}{\overset{}{CH}} - CH_3$$
with O−C−H, C=O

(2)
$$CH_3 - \underset{\underset{CH_3}{|}}{C} - \underset{\underset{CH_3}{|}}{CH} - CH_3$$
with O−C−H, C=O

(3)
$$CH_3 - \underset{\underset{CH_3}{|}}{C} - CH_2 - CH_2 - CH_3$$
with O−C−H, C=O

(4)
$$CH_3 - \underset{\underset{CH_3}{|}}{C} - CH_2 - CH_3$$
with O−C−CH_3, C=O

(5)
$$CH_3 - CH - \underset{}{\overset{\overset{CH_3\ \ O}{}}{CH}} - CH_3$$
with O−C−CH_3, C=O

(6)
$$CH_3 - CH - CH_2 - CH_3$$
with CH_2−O−C−CH_3, C=O

(7)
$$CH_3 - \underset{\underset{CH_3}{|}}{C} - CH_2$$
with CH_3, O−C−CH_3, C=O

(8)
$$CH_3 - \underset{\underset{CH_3}{|}}{C} - CH_3$$
with O−C−CH_2−CH_3, C=O

(9)
$$CH_3 - CH - CH_2 - CH_3$$
with O−C−CH_2−CH_3, C=O

(10)
$$CH_3 - CH - CH_2$$
with CH_3, O−C−CH_2−CH_3, C=O

問22　化合物 F, G に関する次の記述のうち，正しいもののみをすべて含む組み合わせはどれか。

(a) 化合物 F と同じ分子式をもつアルコールの中で，不斉炭素原子をもつ構造異性体は3つある。

(b) 化合物 F に，硫酸酸性下で二クロム酸カリウムを十分に作用させるとケトンが生成する。

(c) 化合物 G にはシス‐トランス異性体がある。

(d) 化合物 G に臭素を付加させた化合物は不斉炭素原子をもつ。

　(1)　[(a), (b)]　　　(2)　[(a), (c)]　　　(3)　[(a), (d)]

　(4)　[(b), (c)]　　　(5)　[(b), (d)]　　　(6)　[(c), (d)]

　(7)　[(a), (b), (c)]　(8)　[(a), (b), (d)]　(9)　[(a), (c), (d)]

　(10)　[(b), (c), (d)]

8　次の記述を読んで，問い（**問２３〜問２５**）に答えよ。　　　　（１５点）

　オレイン酸（分子式は $C_{18}H_{34}O_2$）のみで構成される油脂 **A** に，(i)触媒を用いて十分な量の水素を反応させたところ，油脂 **B** が生成した。(ii)油脂 **B** を水酸化ナトリウム水溶液でけん化すると，グリセリンとセッケン **C** が得られた。セッケン **C** の水溶液を塩酸で酸性にしてジエチルエーテルで抽出したところ，脂肪酸 **D** が得られた。

問２３　下線部（ i ）の反応が完全に進んだとき，油脂 **A** 2.21 g と反応した水素の体積〔**mL**〕は標準状態でいくらか。次の中から最も近いものを選べ。

マーク式解答欄　　**２３**

(1)　56.0　　　　(2)　84.0　　　(3)　112　　　(4)　168
(5)　196　　　　(6)　224　　　(7)　280　　　(8)　336

問24 下線部（ⅱ）の反応が完全に進んだとき，油脂 **B** 1.78 g から得られる
セッケン **C** の質量〔g〕はいくらか。次の中から最も近いものを選べ。

(1)　0.540	(2)　0.584	(3)　0.612	(4)　1.09
(5)　1.23	(6)　1.62	(7)　1.76	(8)　1.84

問25 次の記述のうち，正しいもののみをすべて含む組み合わせはどれか。

(a) 油脂 **A** の融点は，油脂 **B** の融点よりも高い。
(b) セッケン **C** を一定濃度以上で水に溶かすと，ミセルが形成される。
(c) セッケン **C** の洗浄力は，Ca^{2+} や Mg^{2+} を多く含む水中では低下する。
(d) 脂肪酸 **D** はグリセリンよりも水に溶けにくい。

(1)　[(a), (b)]	(2)　[(a), (c)]	(3)　[(a), (d)]
(4)　[(b), (c)]	(5)　[(b), (d)]	(6)　[(c), (d)]
(7)　[(a), (b), (c)]	(8)　[(a), (b), (d)]	(9)　[(a), (c), (d)]
(10)　[(b), (c), (d)]		

英　語

解答

❶

〔解答〕

問1：3　問2：4　問3：2　問4：2　問5：5
問6：4　問7：1　問8：2　問9：3　問10：2
問11：3　問12：1　問13：4　問14：1
問15：4　問16：1　問17：3　問18：3
問19：2　問20：3

〔出題者が求めたポイント〕

空所補充、アクセント、単語、内容把握
空所補充問題は全訳の当該箇所参照

問1. as many as + 数字「〜も多くの」
　　（= no less than + 数字）

問2. 名前動後のルールにより第2音節
　　1〜3は第2音節、4のみ第1音節

問4. 前置詞の2が正解。
　　4は that 〜 not の意味の擬似関係代名詞。

問14. 1「代わりとなる」　　2「保守的な」
　　　3「欠かせない」　　4「想像上の」

問17. 第3段落第1〜2文

問18. 第4段落第1文

問19. 第6段落第1〜2文

問20. 最終段落第3文 (respectively「それぞれ」)

〔全訳〕

　日本人は米にとてもこだわっている。日本人は粘り気のある米の方が、ふんわりした米よりも好きで、この選択は世界の残りの地域の真逆である。日本人は炊いた白米そのものの味に気難しく、特定の品種に強い愛着を持っている。普通のスーパーは10種類くらいしか売っていないが、問1 日本には（ア）3. 300種類もあると言われている。もっとも、おそらく誰一人として、専門家でさえも、正確に確認できていないであろうが。日本全国の農業試験場が品種を改良すべく、選抜育種を行い続けている。白米に関する味覚は非常に識別力があるので、一般消費者に実施するテストには普通、たくさんの質問を問2 提示している（白さ、光沢、香り、味、歯ごたえ、粘り気、軟らかさあるいは硬さ、など）。

　こうした白米への強い愛着があると、卓上に他の穀物が出る余地はないだろうと思うかもしれないが、今日の穀物の種類の多様性の増加は、問3（イ）2. そうではないことを示している。「雑穀」（文字通りには「雑多な穀物」）は緩やかに定義されたカテゴリーである。便宜上、本文で「雑穀」と言う場合には、白米 問4 以外のすべてを含むことにし、玄米、小麦、豆類も広範な「雑穀」カテゴリーの一部とする。現在、日本で雑穀は、白米とともに調理されて食されることがほとんどである。

　東京の表参道・原宿は最新ファッションのメッカとして有名である。しかし、あまり知られていないのは、この地域が雑穀の最大消費地であるという事実だ。流行を意識したトレンディな人々がヘルシーな自然食品を好む傾向にあるので、表参道や原宿のレストランには、メインディッシュの 問5（1）5. 付け合わせとして白米か雑穀米かを選べるようになっているところが増えている。カレー料理屋では玄米と雑穀米が一般的であり、他のレストランでも、選択肢があれば、問10 [A] 2. 雑穀米を選ぶ客が増えている。

　ヒエ（稗）、アワ（粟）、キビ（黍）はすべて、古代からずっと日本で栽培され続けてきた主要な雑穀であるが、20世紀前半に米の生産が急増し始め、白米が主食として好まれるようになると、これら他の穀物の生産は 問11 [B] 3. 徐々に規模が縮小した。現在、一般的には、農家が雑穀を 問6（2）4. 栽培するのは、自家消費や近所の人たちに分けるためだけである。この領域の真逆にあるのが岩手県であり、同地では広範な生産によって、日本の雑穀最大の産出高を生み出している。前もって混ぜられた状態で、調理が簡単な使いやすい形で売られるという選択肢とともに、雑穀は不況時の単なる 問14 代用 食というマイナスイメージを捨て、日本人の日常の食事の一部になりつつある。よりヘルシーな暮らしへと向かう世界的な流れの一環として、雑穀は食物アレルギーで苦しんでいる人たちの理想的代用食として 問12 [C] 1. も大いに注目を浴びている。

　長寿食（マクロビオティック）は、スーパーモデルやバレエダンサー、ハリウッドスターたち 問13 [D] 4. アメリカ人の間で多くの信者を持っている。しかし、マクロビオティックが実は日本で始まり、日本の雑穀にルーツを持っていることをどれだけ多くの人たちが 問7（3）1. 知っているのだろうか？ 日本の雑穀は何が違うのだろうか？

　「アメリカでは、新たに人気となった雑穀の一部は南米原産です。一例はキノアで、これは火を通すと、ふんわりしていて、ちょっとサクサクした歯ごたえがあります。それに対して、日本で好まれている雑穀、たとえば、ヒエ、アワ、キビはすべてアジア原産で、でんぷんが中心で、歯ごたえはネバネバしています」と述べるのは長澤重俊（はくばく代表取締役社長）である。はくばくは広範な雑穀の主要販売業者である。同社は大麦やその他の雑穀の摂取をヘルシーな食事のために 問15 ウ 4. 推奨している。

　「アメリカ人は全粒粉のパンや朝食シリアルを好んで食べています」と長澤は続けて述べる。「一般的に、彼らの選択肢は、小麦、オート麦、あるいはトウモロコシ中心になる 問8（4）2. 傾向にあります。それに対して日本では、小麦よりも大麦の方が一般的で、大麦を米に混ぜて食べます」

　西洋は小麦中心の食文化、それに対して、東洋は米中心の食文化である。違いは雑穀の名づけ方にも表れている。Japanese millet, foxtail millet, common millet の3種は英語では millet（雑穀）という名前を共有しているが、日本語ではヒエ、アワ、キビというそれぞれ独自

の名前がある。逆に、barley, wheat, rye の3種は英語ではそれぞれ異なる名前を持っているが、日本語では問16 エ <u>1. 一緒くたにされている</u>。barley は「大麦」（文字通りには「大きい麦」）、wheat は「小麦」（「小さな麦」）、rye は「ライ麦」と呼ばれる。こういった例は、雑穀の栽培の進化の仕方や人々の食事における雑穀の重要性の違いを 問9(5) <u>3. 反映している</u>。

❷
〔解答〕

問21：4	問22：3	問23：1	問24：2
問25：5	問26：3	問27：2	問28：3
問29：7	問30：6	問31：3	問32：4
問33：3	問34：4	問35：2	問36：2

〔出題者が求めたポイント〕
空所補充、単語、整序問題（語句）
空所補充問題は全訳の当該箇所参照
問26. 1「創造的な」　2「望ましい」
　　　3「意図的な」　4「主要な」
問28. 1「ほとんどきれいでない」　2「寂しく見える」
　　　3「存在していない」　4「ひどく間違った」
問 29 ～ 30. (Highway and street) engineers are (now) more aware <u>than</u> (ever before) <u>of</u> (the) importance (of designing safe automobile routes.)
問31. A is responsible for B「Aが原因でBが生じる」
問 32 ～ 33. (Other laws are) <u>being</u> changed (with) stricter (penalties for) <u>those</u> who (are) caught (drinking and driving.)
問34. 1「免除されている」は最終文に矛盾。
2. 第2文の仮定法過去が正しく読めていない。
3. 第4文からこのように言えるわけではない。
4 が第1文に一致。

〔全訳〕
　自動車事故を予防し、事故に巻き込まれた人々の負傷・死亡のリスクを減らそうとする取り組みが進行中である。こうした取り組みの中心となる要素は、車両、高速道路、ドライバー、そして、法律である。
　車両要素は、自動車の設計とメンテナンスに関係がある。自動車のバンパー、フロントエンド、ステアリングコラム（ハンドルの主軸部分）が事故の衝撃を吸収できるように設計されている場合、負傷者数・死亡者数は 問21 (A) <u>4. 減少する</u>。人の乗る空間に埋め込み型のノブや重い詰め物があることが、安全のためには重要である。
　エアバッグは、一部の車両のオプション装備である。エアバッグの利点の1つは、ドライバーがエアバッグを使う 問26 <u>意識的な</u> 努力をしなくてよいことである。ほとんどの場合、ドライバーはシートベルトを締めなくてはならない。シートベルトの効果は 問22 (B) <u>3. 証明</u>されているにもかかわらず、ドライバーの大半は使っていない。多くの車両は衝撃吸収帯を使って作られており、正面衝突の場合に衝撃を吸収して、ドライバーや同乗者の負傷を軽減できる。急ブレーキ時の車輪ロックを

防止するブレーキ・システム（ABS）は現在、事故防止の補助手段として認められている。ABS は、ブレーキが急に 問23 (C) <u>1. 使われた</u>時、車がまっすぐ止まるのに役立つ。ブレーキは急に止まる時に、車輪をロックしない。
　高速道路も自動車の安全性に一役買っている。諸研究によれば、ある種の道路の 問27 (X) <u>2. 特徴</u>で自動車事故は起こりやすい。その例には、急カーブ、急斜面、路面のくぼみ、そして、対向車線を分離する中央分離帯の欠如、などがある。都会の道路では、覆われ（て見えなくなっ）た看板、看板が 問28 <u>存在しないこと</u>、暗い街灯によって、事故率が上昇する。問29～30 <u>高速道路技術者、および道路技術者たちは今日、安全な自動車道を設計することの重要性を以前よりも深く自覚している。</u>
　自動車事故で最も重要な要素は、ドライバーである。自動車ドライバーが安全性を高められる方法がいくつかある。アルコールが 問31 <u>3. 原因で</u>、自動車関連事故の半数は生じている。飲酒運転に反対する多くのグループ、たとえば、飲酒運転に反対する母親の会（MADD）や飲酒運転に反対する学生の会（SADD）は、議員たちに 問24 (D) <u>2. 圧力をかけて</u>、飲酒運転に関連する法案の違反者に関するより厳しい法律を制定しようとしている。こういったグループの圧力を通じて、多くの州では、法的な酩酊状態を示す血中アルコール濃度の引き下げを検討中である。問32～33 <u>飲酒運転をしていて捕まる人たちがより厳しい罰則を受けるように、その他の法律が改正されつつある。</u>
　多くの自動車事故で、バルビツール、アンフェタミン、マリファナなどのドラッグの使用が 問25 (E) <u>5. 疑われている</u>。こういったドラッグの効果は、ドライバーにとっても、その他の人々にとっても、危険となりうる。
　問34 毎年、シートベルトの着用を義務づける法律を施行する州が増えている。研究によれば、ドライバーや同乗者がシートベルトを着用していれば、毎年10,000～16,000人の生命が助かるはずである。チャイルドシートの自動車での使用を義務づける法律も多くの州で施行されている。こういった法律がある場合、一定の体重（通常40ポンド〔≒18 kg〕）未満かつ／または一定の年齢未満の子供は、チャイルドシートで適切に固定しなくてはならない。病院、保健担当部署、その他の機関の中には、幼児のいる家庭に対して、最低費用または無料でチャイルドシートを使えるようにしているところもある。多くの病院には、新生児が退院して初めて帰宅する時にチャイルドシートで固定することを義務づける規則がある。
　自動車に加えて、他の車両も 問31 <u>3. 原因で</u>、多くの負傷や死亡が生じている。オートバイの運転者は事故で死ぬリスクが激増するので、安全運転をする必要がある。すべての車を 問35 (Y) <u>2. 潜在的危険物</u>として見るべきであり、ヘルメットの着用は欠かせない。オートバイの運転者の中には、ヘルメットを義務づける法律は彼ら個人の自由を侵害すると主張する者もいる。彼らの 問36 (Z) <u>2. 主張する</u>ところによれば、彼らがヘルメッ

トを着用しないという選択によって、他の人々が危険に
さらされてはいない。しかし、事故を起こした運転者の
医療費は、家族や社会が負担しなくてはならないのであ
る。

3

〔解答〕

問 37：2　　問 38：4　　問 39：1　　問 40：3
問 41：1　　問 42：4

〔出題者が求めたポイント〕

空所補充、整序問題(語句)

空所補充問題は全訳の当該箇所参照

問 41 ～ 42.　(It's) nice for all of us to eat together, <u>but
you</u> realize that the company <u>is doing this</u> in hopes
of increasing our (productivity, right?)

〔全訳〕

ケイスケ：今日のチームランチはどこに行くの？

サンディ：次の交差点の角にあるステーキハウスよ。

ケイスケ：おっ、問 37 [A] <u>2.　ずっとあのレストランで
食べたかったんだ。</u>それまで間食を我慢しな
くちゃいけないかもな。チョー腹ペコで行き
たいからね！

サンディ：まだ 10 時よ、ケイスケ。やらなきゃいけな
い仕事がたくさんあるわ。果物か何か食べ
て、ランチまでしのいだら？

ケイスケ：そうだね、そうするよ。でも、チームランチっ
ていいアイデアだよね。どこで食べたいか自
由に決めていいし、全部、会社の費用負担だ
し。

サンディ：それが大事なのよ。そうじゃないと、問 38
[B] <u>4.　普段みたいに自分たちでランチを
買って、</u>みんな一人一人で食べることになる
だから。ところで、来月のレストランを決め
るのはあなたの番よ。

ケイスケ：いいねぇ！　問 39 [C] <u>1.　提案できる場所は
山ほどあるよ。</u>

サンディ：問 41 ～ 42 (X) <u>皆で一緒に食事するのは素晴
らしいことだわ。でも会社は社員の生産性が
高まることを期待してやっていることはわ
かっているわよね。</u>

ケイスケ：あぁ、もちろんさ。どんなつもりであれ、タ
ダメシはいつでもありがたいよ。

サンディ：そうね。みんなの多忙な生活の新しい情報を
得る大チャンスだしね。問 40 [D] <u>3.　こな
いだのチームランチがなければ、</u>ジュンコの
離婚なんて知らなかったわ。

4

〔解答〕

問 43：4　　問 44：7　　問 45：1　　問 46：7
問 47：5　　問 48：7　　問 49：8　　問 50：5

〔出題者が求めたポイント〕

整序問題(語句)

問 43 ～ 44.　(You) had better <u>roast</u> the meat <u>until</u> the
top is (brown.)

問 45 ～ 46.　(We) should keep <u>the medicine</u> out of
<u>the reach</u> of our (children.)

問 47 ～ 48.　(It) doesn't matter <u>to</u> me <u>whether</u> Tom
buys (the new car.)

問 49 ～ 50.　(She did) an excellent <u>job</u> of <u>raising</u> two
sons within (her limited income.)

化 学

解答

29年度

■1

〔解答〕

問1　(5)　　問2　(3)　　問3　(2)

〔出題者が求めたポイント〕

化学結合と結晶，非金属元素（ハロゲン），溶液の性質（コロイド）

〔解答のプロセス〕

問1　(a)　誤：固体（結晶）状態では，イオンが移動しないため，電気伝導性は示さない。

(b)　正：ドライアイスは二酸化炭素分子が，分子間力により，結晶化した固体である。

(c)　誤：黒鉛は共有結合の結晶で，炭素原子の 4 個の価電子のうち，3 個を共有結合に用いている。残った 1 個の価電子が，移動できるため，電気伝導性を示す。

(d)　正：構成粒子の配列が規則的な固体を結晶，不規則な固体を非晶質（アモルファス）という。

問2　(a)　正：最外殻電子が価電子で，7 個ある。

(b)　誤：第 2 周期の元素のうち，第 1 イオン化エネルギーが最も大きいのはネオンである。

(c)　誤：塩化物イオンはアルゴンと同一の電子配置，ナトリウムイオンはネオンと同一の電子配置である。

(d)　正：ハロゲンの単体の酸化力は原子番号が小さいほど大きくなる。

　　　　酸化力の大小…$F_2 > Cl_2 > Br_2 > I_2$

　　　　よって，

　　　　$2KI + Br_2 \longrightarrow 2KBr + I_2$

　　　　より，ヨウ素が生成する。

問3　(a)　正：コロイド粒子表面は正または負に帯電しており，その反発力により，分散している。

(b)　誤：流動性のあるコロイドを<u>ゾル</u>，ないコロイドを<u>ゲル</u>という。

(c)　正：凝析はコロイド表面の電荷とは反対の符号で価数が大きいほど効果が高い。水酸化鉄（Ⅲ）のコロイドは表面が正に帯電しており，$Na_2SO_4(SO_4^{2-})$ の方が，$NaCl(Cl^-)$ よりも少ない物質量で凝析させることができる。

(d)　誤：コロイド粒子は，直径 10^{-9} m ～ 10^{-7} m 程度の大きさで，ろ紙は通過<u>できる</u>が，半透膜は通過<u>できない</u>。

■2

〔解答〕

問4　(8)　　問5　(5)　　問6　(4)

〔出題者が求めたポイント〕

典型金属元素（アルカリ土類金属元素の反応，性質）

〔解答のプロセス〕

問4　(a)　正：Ca（橙赤），Sr（深赤），Ba（黄緑）の炎色反応を示す。なお，Be, Mg は炎色反応は示さない。

(b)　正：いずれの単体も常温で水と反応し，水素を発生する。

(c)　誤：いずれの硫酸塩も水に難溶性である。

(d)　正：いずれの水酸化物も強塩基性である。

問5　石灰石の主成分は炭酸カルシウム $CaCO_3$ である。

　　　$CaCO_3 \xrightarrow{\text{強熱}} CaO + CO_2$

生じた酸化カルシウム CaO を生石灰という。

問6　溶液の凝固点降下度 Δt (K) は，質量モル濃度 m (mol/kg) に比例する。

　　　$CaCl_2 \longrightarrow Ca^{2+} + 2Cl^-$

となることに注意する。必要な $CaCl_2$（式量 111）を x (kg) とおくと $\Delta t = K_f m$ より，

$$5 = 1.85 \times \frac{\dfrac{x \times 10^3}{111} \times 3}{10}$$

$$x = 1.0 \text{ (kg)}$$

■3

〔解答〕

問7　(4)　　問8　(6)　　問9　(3)　　問10　(1)

〔出題者が求めたポイント〕

濃度（標準溶液の調整），中和を塩（中和滴定）

〔解答のプロセス〕

問7　必要なシュウ酸は

$$0.0500 \text{ (mol/L)} \times \frac{50}{1000} \text{ (L)} = 2.50 \times 10^{-3} \text{ (mol)}$$

なので，シュウ酸二水和物（式量 126）も 2.50×10^{-3} mol 必要。

$$126 \text{(g/mol)} \times 2.50 \times 10^{-3} \text{(mol)}$$
$$= 315 \times 10^{-3} \text{(g)}$$
$$= 315 \text{(mg)}$$

メスシリンダーは精度が低いため，標準溶液の調整にはメスフラスコを用いる。

問8　NaOHaq を x mol/L とおくと，

$$0.0500 \text{ (mol/L)} \times \frac{25.0}{1000} \text{ (L)} \times 2$$
$$= x \text{ (mol/L)} \times \frac{25.5}{1000} \text{ (L)} \times 1$$

$$x = \frac{1}{10.2} = 0.09803 \fallingdotseq 0.0980 \text{ (mol/L)}$$

問9

$$(H_2SO_4 \text{ 由来の } H^+ \text{ の mol}) + (HCl \text{ 由来の } H^+ \text{ の mol})$$
$$= (NaOH \text{ 由来の } OH^- \text{ の mol})$$

の関係が成立するので，求める希硫酸の濃度を y mol/L とおけば，

$$y \times \frac{12.0}{1000} \times 2 + 0.0500 \times \frac{20.4}{1000} \times 1$$
$$= 0.09803 \times \frac{30.0}{1000} \times 1$$

$$y = 0.08004 \fallingdotseq 0.0800 \ (\text{mol/L})$$

問10 (a) 正：ホールピペットは使用する溶液で共洗い後，ぬれたまま使用してよい。
(b) 正：コニカルビーカーは水で洗浄後，ぬれたまま使用してよい。
(c) 誤：弱酸のシュウ酸と強塩基の水酸化ナトリウムの中和なので，中和点において生じるシュウ酸ナトリウムが加水分解し弱塩基性を示すことから，指示薬はフェノールフタレインを使用する。
(d) 誤：ビュレットは使用する溶液で共洗いしなければならない。

4

〔解答〕

問11 (7)　　問12 (2)　　問13 (5)

〔出題者が求めたポイント〕

気体の性質，反応の速さと化学平衡

〔解答のプロセス〕

問11　問題の量的関係は次のようになる。

	X_2	$+$	Y_2	$\rightleftharpoons$	$2XY$	
反応前	2.0		2.0		0	(mol)
反応	-0.5		-0.5		$+1.0$	
平衡時	1.5		1.5		1.0	

平衡時，容器内には

$$1.5 + 1.5 + 1.0 = 4.0 \ (\text{mol})$$

気体が存在するので，$PV = nRT$ より，全圧は

$$P = \frac{4.0 \times 8.3 \times 10^3 \times (27 + 273)}{2.0} = 4.98 \times 10^6$$
$$\fallingdotseq 5.0 \times 10^6 \ (\text{Pa})$$

問12　求める平衡定数を K とおくと，平衡時のモル濃度より，

$$K = \frac{[XY]^2}{[X_2][Y_2]}$$
$$= \frac{\left(\dfrac{1.0}{2.0}\right)^2}{\left(\dfrac{1.5}{2.0}\right)\left(\dfrac{1.5}{2.0}\right)} = \frac{4}{9}$$

問13　XY を追加後，新たに X_2 が x mol 生成したとすれば，量的関係は次のようになる。

	X_2	$+$	Y_2	$\rightleftharpoons$	$2XY$	
追加直後	1.5		1.5		$1.0 + 1.0$	(mol)
反応	$+x$		$+x$		$-2x$	
新たな平衡時	$1.5+x$		$1.5+x$		$2.0-2x$	

温度一定であることより，問12で求めた平衡定数は変わらないから，

$$K = \frac{[XY]^2}{[X_2][Y_2]}$$
$$= \frac{\left(\dfrac{2.0-2x}{2.0}\right)^2}{\left(\dfrac{1.5+x}{2.0}\right)\left(\dfrac{1.5+x}{2.0}\right)} = \frac{4}{9}$$

$$\left(\frac{2.0-2x}{1.5+x}\right)^2 = \frac{4}{9}$$

$0 < x < 1.0$　より，$\dfrac{2.0-2x}{1.5+x} > 0$　なので，

$$\frac{2.0-2x}{1.5+x} = \frac{2}{3} \quad \therefore \quad x = \frac{3}{8} \ (\text{mol})$$

よって，容器内に存在する X_2 の物質量は，

$$1.5 + \frac{3}{8} = \frac{15}{8} \ (\text{mol})$$

5

〔解答〕

問14 (7)　　問15 (4)　　問16 (1)

〔出題者が求めたポイント〕

電池と電気分解（$CuCl_2$aq の電気分解，鉛蓄電池），陽イオンの沈殿

〔解答のプロセス〕

問14　各極板の反応は次の通り。

$$CuCl_2aq \begin{cases} (\text{陰極}) : Cu^{2+} + 2e^- \longrightarrow Cu \\ (\text{陽極}) : 2Cl^- \longrightarrow Cl_2 + 2e^- \end{cases}$$

よって，陰極で Cu^{2+} が消費されるため，$CuCl_2$ の濃度は低下する。水溶液の体積変化がないことから，

$$(\text{消費された } CuCl_2) = (0.430 - 0.405) \times \frac{800}{1000}$$
$$= 2.00 \times 10^{-2} \ (\text{mol})$$

Cu^{2+} が 2.00×10^{-2} mol 消費されたので，流れた電子は，陰極の反応式より，

$$2.00 \times 10^{-2} \times 2 = 4.00 \times 10^{-2} \ (\text{mol})$$

$e^- = \dfrac{I \times t}{F}$ の関係式より，電気分解を行った時間 t (秒)は

$$t = \frac{e^- \times F}{I} = \frac{4.00 \times 10^{-2} \times 9.65 \times 10^4}{0.500}$$
$$= 7720 \ (\text{秒})$$

問15 (a) 誤：正極は酸化鉛(Ⅳ)PbO_2 を使用する。鉛原子の酸化数は $+4$ である。
(b) 誤：放電のとき，正負両極ともに $PbSO_4$ が析出する。
(c) 誤：充電のとき，放電とは逆向きの反応がおこる。
$$PbSO_4 + 2e^- \longrightarrow Pb + SO_4{}^{2-}$$
よって，還元反応がおこる。
(d) 正：鉛蓄電池全体の反応式
$$Pb + PbO_2 + 2H_2SO_4 \xrightarrow{\text{放電}} 2PbSO_4 + 2H_2O$$
より，溶質である H_2SO_4 が消費され，溶媒である H_2O が生成するので，電解液の希硫酸の濃度は低下する。

問16 (a) 正：ともに難溶性の塩を生じる。

$$Ag^+ + Cl^- \longrightarrow AgCl\downarrow(白色)$$
$$Pb^{2+} + 2Cl^- \longrightarrow PbCl_2\downarrow(白色)$$

(b) 誤：Ag^+ の水溶液からは酸化物が生成する。

$$2Ag^+ + 2OH^- \longrightarrow \underset{(暗褐色)}{Ag_2O\downarrow} + H_2O$$

なお，Cu^{2+} の水溶液からは水酸化物が生成する。

$$Cu^{2+} + 2OH^- \longrightarrow \underset{(青白色)}{Cu(OH)_2\downarrow}$$

(c) 誤：さらに加えると沈殿が溶けるのは，Zn^{2+} の水溶液のみ。

$$\underset{NH_3aq 由来}{Al^{3+} + 3OH^-} \longrightarrow \underset{(白色)}{Al(OH)_3\downarrow}$$

※ NH_3 は弱塩基であるため，$[Al(OH)_4]^-$ の錯イオンは生じない。

$$\underset{NH_3aq 由来}{Zn^{2+} + 2OH^-} \longrightarrow \underset{(白色)}{Zn(OH)_2\downarrow}$$
$$Zn(OH)_2 + 4NH_3 \longrightarrow [Zn(NH_3)_4]^{2+} + 2OH^-$$

(d) 誤：硫化物の沈殿を生じるのは Cu^{2+} の水溶液のみ。

$$Cu^{2+} + S^{2-} \longrightarrow \underset{(黒色)}{CuS\downarrow}$$

Ca^{2+} はどんな液性でも S^{2-} と沈殿を作らない。

6

〔解答〕

問17 (9)　　問18 (5)

〔出題者が求めたポイント〕

気体の発生法，芳香族化合物

〔解答のプロセス〕

問17 (a) 正：濃硫酸の脱水作用による。

$$HCOOH \longrightarrow CO\uparrow + H_2O$$

(b) 誤：エタンではなくメタンの製法。

$$CH_3COONa + NaOH \longrightarrow CH_4\uparrow + Na_2CO_3$$

(c) 正：

$$\underset{カーバイド}{CaC_2} + 2H_2O \longrightarrow C_2H_2\uparrow + Ca(OH)_2$$

(d) 正：

問18 (a) 誤：付加反応がおこる。

ヘキサクロロ
シクロヘキサン

(b) 正：スルホン化（置換反応）がおこる。

(c) 誤：酸化反応がおこる。

(d) 正：ジアゾカップリング反応がおこる。

7

〔解答〕

問19 (8)　　問20 (2)　　問21 (4)　　問22 (3)

〔出題者が求めたポイント〕

脂肪族化合物（エタノール関連化合物，エステル $C_7H_{14}O_2$ の構造決定）

〔解答のプロセス〕

1. $CH_2=CH_2 \xrightarrow{酸化} \underset{A(アセトアルデヒド)}{CH_3CHO}$

2. $CH_2=CH_2 \xrightarrow[付加]{水} \underset{B(エタノール)}{CH_3-CH_2-OH}$

3. $\underset{B}{エタノール} \xrightarrow{酸化} \underset{A}{アセトアルデヒド} \xrightarrow{酸化} \underset{C(酢酸)}{CH_3COOH}$

4. $2CH_3COOH + Ca(OH)_2 \xrightarrow{中和} (CH_3COO)_2Ca + 2H_2O$

$$(CH_3COO)_2Ca \xrightarrow{乾留} CaCO_3 + \underset{D(アセトン)}{CH_3COCH_3}$$

アセトンはクメン法の副生成物である。

5〜7. アルケン G をオゾン分解すると，A（アセトアルデヒド）と D（アセトン）が生成することから，

アルコール F の分子内脱水により，アルケン G が得られたことから，アルケン G に水を付加した化合物が，アルコール F。考えられるアルコールは次の2つ。

（炭素骨格のみ示す。C^* は不斉炭素原子。）

化合物 E が不斉炭素原子をもたないことから，化合物 F も不斉炭素原子をもたないので，アルコール F は①の構造とわかる。

F の分子式が $C_5H_{12}O$ であることから，

$$\underset{E}{C_7H_{14}O_2} + H_2O \xrightarrow{加水分解} \boxed{酸性物質} + C_5H_{12}O$$

∴ $\boxed{酸性物質} = C_2H_4O_2$ で酢酸とわかる。

問19 (a) 正：アルデヒド基を有するので銀鏡反応に陽性。

(b) 正：不安定なビニルアルコールを経て，アセトアルデヒドを生ずる。

$$CH{\equiv}CH \xrightarrow[\text{付加}]{\text{水}} \underset{\underset{\text{(不安定)}}{\underset{\text{ビニルアルコール}}{\overset{|}{OH}}}}{CH_2{=}CH} \longrightarrow \underset{\underset{\text{(A)}}{\text{アセトアルデヒド}}}{CH_3CHO}$$

(c) 誤：フェーリング反応はアルデヒド基の検出反応。B（エタノール）はアルデヒド基をもたない。

(d) 正：アルコール発酵の反応

$$C_6H_{12}O_6 \xrightarrow{\text{チマーゼ}} 2\underset{\text{(B)}}{C_2H_5OH} + 2CO_2\uparrow$$

により，グルコースから B（エタノール）は得られる。

問20 (a) 正：カルボン酸の検出反応。

$$\underset{\text{(C)}}{CH_3COOH} + NaHCO_3 \xrightarrow[\substack{\text{遊離反応}}]{\substack{\text{弱酸}}} CH_3COONa \\ + H_2O + CO_2$$

(b) 誤：C は酢酸である。
メタノールとサリチル酸の縮合より，サリチル酸メチルは得られる。

(c) 正：D（アセトン）はヨードホルム反応陽性の化合物である。

$$CH_3\underset{\underset{O}{\overset{\|}{}}}{\overset{}{C}}CH_3 + 3I_2 + 4NaOH$$

$$\longrightarrow \underset{\underset{\text{(黄色)}}{\text{ヨードホルム}}}{CHI_3\downarrow} + CH_3COONa + 3NaI + 3H_2O$$

(d) 誤：D（アセトン）は 2-プロパノールの酸化により生成する。なお，1-プロパノールを酸化すると，プロピオンアルデヒドが得られる。

問21 化合物 E は，酢酸とアルコール F とのエステルなので，

$$CH_3\underset{\underset{O}{\overset{\|}{}}}{\overset{}{C}}{\boxed{O{-}H + H}}{O}\underset{\underset{CH_3}{\overset{|}{}}}{\overset{\overset{CH_3}{|}}{C}}CH_2{-}CH_3$$

$$\longrightarrow \underset{\boxed{E}}{CH_3\underset{\underset{O}{\overset{\|}{}}}{\overset{}{C}}O\underset{\underset{CH_3}{\overset{|}{}}}{\overset{\overset{CH_3}{|}}{C}}CH_2{-}CH_3} + H_2O$$

問22 (a) 正：F の分子式は $C_5H_{12}O$。
この分子式をもつアルコールのうち，不斉炭素原子を有する構造は次の 3 つ。

$$\underset{\overset{|}{OH}}{C{-}C{-}C{-}C^*{-}C} \quad \underset{\overset{|}{OH}}{C{-}C^*\overset{\overset{C}{|}}{\underset{}{}}{-}C{-}C} \quad \underset{\overset{|}{OH}}{C{-}C{-}C^*\overset{\overset{C}{|}}{\underset{}{}}{-}C}$$

（炭素骨格のみ示す。C* は不斉炭素原子。）

(b) 誤：アルコール F は第 3 級アルコールであるため，酸化されにくい。

(c) 誤：シス-トランス異性体はない。

化合物 G

$$\underset{H}{\overset{H_3C}{}}C{=}C\underset{CH_3}{\overset{CH_3}{}}$$

(d) 正：付加反応は次の通り

$$\underset{\boxed{G}}{C{-}C{=}C{-}C\overset{\overset{C}{|}}{\underset{}{}}} \xrightarrow[\text{付加}]{Br_2} C{-}\underset{\underset{Br}{\overset{|}{}}}{C^*}{-}\underset{\underset{Br}{\overset{|}{}}}{C}{-}C\overset{\overset{C}{|}}{\underset{}{}}$$

8

〔解答〕

問23 (4)　　問24 (8)　　問25 (10)

〔出題者が求めたポイント〕

脂肪族化合物（油脂とセッケン）

〔解答のプロセス〕

問23 オレイン酸は炭素間二重結合を 1 つ含む高級脂肪酸なので，油脂 A 1 mol に含まれる炭素間二重結合は 3 mol である。よって，油脂 A 1 mol に付加する H_2 も 3 mol となる。

$$\underset{\text{油脂A（分子量884）}}{C_3H_5(OCOC_{17}H_{33})_3} + 3H_2 \longrightarrow \underset{\text{油脂B（分子量890）}}{C_3H_5(OCOC_{17}H_{35})_3}$$

反応した H_2 の体積（mL）は，

$$\underset{\substack{\text{油脂} \\ \text{A(mol)}}}{\frac{2.21\,g}{884}} \times 3 \Big| \underset{\text{H}_2\text{(mol)}}{} \times 22.4 \Big| \underset{\text{(L)}}{} \times 10^3 \Big| \underset{\text{(mL)}}{}$$

$$= 168 \text{(mL)}$$

問24 油脂 B はステアリン酸のグリセリンエステルである。けん化の反応式は，

$$C_3H_5(OCOC_{17}H_{35})_3 + 3NaOH$$
$$\longrightarrow C_3H_5(OH)_3 + 3\underset{\substack{\text{グリセリン}\quad\text{セッケンC（分子量306）}}}{C_{17}H_{35}COONa}$$

よって，得られるセッケン C の質量（g）は，

$$\underset{\substack{\text{油脂} \\ \text{B(mol)}}}{\frac{1.78\,(g)}{890}} \times 3 \Big| \underset{\substack{\text{セッケン} \\ \text{C(mol)}}}{} \times 306 \Big| \underset{\text{(g)}}{}$$

$$= 1.836 \fallingdotseq 1.84 \text{ (g)}$$

問25 (a) 誤：不飽和結合を含む油脂 A は飽和している油脂 B に比べて分子間力が小さいので融点は低くなる。

(b) 正：

(c) 正：Ca^{2+} や Mg^{2+} を多く含む水（硬水という）の中では，セッケンは難溶性の塩を生成してしまうため，洗浄力が低下する。

(d) 正：

$$\underset{\text{セッケンC}}{C_{17}H_{35}COONa} + HCl \longrightarrow \underset{\substack{\text{脂肪酸D} \\ \text{（ステアリン酸）}}}{C_{17}H_{35}COOH} + NaCl$$

高級脂肪酸であるステアリン酸は水にほとんど溶けない。グリセリンは親水性であるヒドロキシ基を 3 つ有するので，水によく溶ける。

平成28年度

問　題　と　解　説

英　語

問題

28年度

【 1 】 次の英文を読んで，**問1～問16**に答えよ。番号①～⑥はパラグラフを示す。

（３２点）

① One of life's simple pleasures just got a little sweeter.　After years of *waffling research on coffee and health, even some that fears *java might raise the risk of heart disease, a big study finds the opposite: Coffee drinkers are a little more likely to live longer.　<u>Regular or *decaf doesn't matter.</u>

　（*注　waffling：どっちつかずの　　java：コーヒー　　decaf：カフェイン（caffeine）抜きのコーヒー）

② The study of 400,000 people is [　　　A　　　] and the results should reassure any coffee lovers who think it's a guilty pleasure that may do harm.　"Our study suggests that's really not the (　1　)," said lead researcher Neal Freedman of the *National Cancer Institute.　"There may actually be a ⎡modest⎤ benefit of coffee drinking."　No one knows why.　Coffee contains a thousand things that can affect health, from helpful *antioxidants to tiny amounts of substances linked to cancer. The most widely studied ingredient—caffeine—didn't play a (　2　) in the new study's results.　It's not that earlier studies were wrong.　There is evidence that coffee can raise LDL, or bad cholesterol, and blood pressure at least short term, and those in (　3　) can raise the risk of heart diseases.

　（*注　National Cancer Institute：（米）国立がん研究所　　antioxidants：抗酸化物質）

③ Even in the new study, it first seemed that coffee drinkers were more likely to die at any given time.　But they also tended to smoke, drink more alcohol, eat more red meat and exercise less than [　　　B　　　].　Once researchers took those things into (　4　), a clear pattern emerged: Each cup of coffee per day *nudged up the chances of living longer.　The study was done by the *National Institutes of Health and the *American Association of Retired Persons (AARP). The results are published in the *New England Journal of Medicine*.　Careful, though—this doesn't prove that coffee makes people live longer, only that the two related. Like most studies on diet and health, this one was based strictly on [C   ]. So it can't prove cause and effect.

(*注　nudge：軽くつつく　　National Institutes of Health：(米) 国立衛生研究所 American Association of Retired Persons (AARP)：全米退職者協会)

④ The new study began in 1995 and involved AARP members aged 50 to 71 in California, Florida, Louisiana, New Jersey, North Carolina, Pennsylvania, and Atlanta and Detroit. People who had heart disease, a *stroke or cancer weren't included. │Neither│ were *folks at diet extremes—too many or too few calories per day. The rest gave information on coffee drinking once, at the start of the study. "[D   ] in their coffee drinking over their lifetime," so the single measure shouldn't be a big limitation, Freedman said.

(*注　stroke：脳卒中　　folks：人々)

⑤ Of the 402,260 participants, about 42,000 drank no coffee. About 15,000 drank six cups or more a day. Most people had two or three. By 2008, about 52,000 of them had died. (X   ). For women, it was 13 percent. Even a single cup a day seemed to lower risk a little: 6 percent in men and 5 percent in women. The strongest effect was in women who had four or five cups a day—a 16 percent lower risk of death. None of these are big numbers, though, and Freedman can't say how much extra life coffee might buy. "I really can't (Y   ) that," especially because smoking is a key factor that affects *longevity at every age, he said.

(*注　longevity：寿命)

⑥ Coffee drinkers were less likely to die from heart or *respiratory disease, stroke, *diabetes, injuries, accidents or infections. No (Z   ) was seen on cancer death risk, though. The strongest benefits of coffee drinking were seen in people who were healthiest when the study began.

(*注　respiratory：呼吸器の　　diabetes：糖尿病)

問1：第①パラグラフ中の下線部 <u>Regular or decaf doesn't matter.</u> の意味として最も適切なものを次から選べ。

    1. Regular coffee and decaf coffee are different from each other.
    2. Telling regular from decaf in coffee does not solve the problem.
    3. Whether the coffee is regular or decaf is not important.
    4. Neither regular coffee nor decaf coffee affects people's health.

マーク式解答欄　1

問2〜問5：第②〜④パラグラフ中の [　　A　　] 〜 [　　D　　] に入れるべき最も適切な表現を次から選び，その番号をマークせよ。各表現は1回ずつ使用せよ。なお，文頭に来る語の頭文字も小文字で示している。

    1. people who don't drink coffee
    2. observing people's habits and resulting health
    3. people are fairly consistent
    4. the largest ever done on the issue

問2：[　　A　　] に入れるべき表現はどれか。

マーク式解答欄　2

問3：[　　B　　] に入れるべき表現はどれか。

マーク式解答欄　3

問4：[　　C　　] に入れるべき表現はどれか。

マーク式解答欄　4

問5：[　　D　　] に入れるべき表現はどれか。

マーク式解答欄　5

問6〜問9： 第②，第③パラグラフ中の （　1　）〜（　4　）に入れるべき最も適切な語を次から選べ。各語は1回ずつ使用せよ。

　　　1. account　　　2. turn　　　3. case　　　4. role

問6： （　1　）に入れるべき語はどれか。　　　マーク式解答欄　6

問7： （　2　）に入れるべき語はどれか。　　　マーク式解答欄　7

問8： （　3　）に入れるべき語はどれか。　　　マーク式解答欄　8

問9： （　4　）に入れるべき語はどれか。　　　マーク式解答欄　9

問10：第②パラグラフ中の modest の意味として最も適切なものを次から選べ。

　　　1. not excessive in degree
　　　2. skilled in cooking
　　　3. giving one a feeling of enjoyment
　　　4. showing much confidence and hope

　　　　　　　　　　　　　　　　　　　　　マーク式解答欄　10

問11：第③パラグラフ中の下線部 this doesn't prove that coffee makes people live longer, only that the two related のどこかに，動詞 seem を挿入するとすれば，どの場所が最も適切か。次から選べ。

　　　1. only と that の間　　　2. doesn't と prove の間
　　　3. live と longer の間　　　4. two と related の間

　　　　　　　　　　　　　　　　　　　　　マーク式解答欄　11

問１２：第④パラグラフ中の Neither と同じ使い方の neither を含む文を次から１つ選べ。

    1. Neither songs made me feel happy.

    2. Neither of the stories were interesting.

    3. He was not satisfied with the course, and neither was I.

    4. Shota and Ayaka promised to meet me, but neither has come yet.

マーク式解答欄　１２

問１３〜問１４：第⑤パラグラフ中の（　　　X　　　）が，次の日本文に相当する英文になるように，最も適切な語（句）を下の 1.〜 9. の選択肢から選んで文中の（　　　）を埋めるとき，英文中の（　X-1　）と（　X-2　）に入れるべき選択肢はどれか。その番号を答えよ。各語（句）は１回ずつ使用せよ。ただし，使用しないものもある。

　「コーヒーを全く飲まない人たちに比べると，１日に２，３杯飲む男性は，どの年齢でも死亡する割合が１０％も低くなる傾向があった。」

Compared to (　　　　)(　X-1　)(　　　　), men (　　　　)(　　　　)
(　　　) a day (　　　)(　X-2　) less likely to die at any age.

  1. ten percent　　　2. drank　　　3. had two or three

  4. who　　　5. people　　　6. those who

  7. no coffee　　　8. cups　　　9. were

問１３：（　X-1　）に入れるべき語（句）はどれか。

マーク式解答欄　１３

問１４：（　X-2　）に入れるべき語（句）はどれか。

マーク式解答欄　１４

問15：第⑤パラグラフ中の（　Y　）に入れるべき最も適切な語を次から選べ。

  1. pay   2. sell   3. recommend 4. calculate

マーク式解答欄　　15

問16：第⑥パラグラフ中の（　Z　）に入れるべき最も適切な語を次から選べ。

  1. coffee 2. effect 3. smoking 4. failure

マーク式解答欄　　16

【 2 】次の英文を読んで，**問１７〜問３１**に答えよ。番号①〜④はパラグラフを示す。

（３０点）

① The presentation of Japanese culture at the 1867 *World Expo in Paris gave rise to 'Japonism' in Europe, a kind of boom for all things Japanese. In particular, 'ukiyo-e' paintings of Japan exerted a great influence on *Impressionist painters. And now, in the 21st century, worldwide attention is drawn to our anime and comics, [A   ] of ukiyo-e.

（*注　World Expo：万国博覧会　　Impressionist：印象派）

② Japanese comics, [B   ] from American comics and French *bandes dessinees, are a form of entertainment enjoyed extensively by children and adults alike, and both men and women. The comics cover a wide range of ｜ ア ｜, from sports, school life, SF & fantasy, romance, business, war, and even social issues, and the manga artists now hold the same status as other writers. The Japanese animation or 'anime' industry has also developed, keeping pace with our comic culture. It has continuously produced more refined stories dealing with profound subjects and has ｜ イ ｜ their unique presentation and graphic techniques, on a low budget. 'Candy Candy' and 'UFO Robo Grendizer', [C   ], are also very popular abroad. Some works were a great hit overseas without even being known as 'made in Japan'. But today, works by Studio Ghibli as well as 'Pocket Monster' and 'Dragon Ball' not only earn high praise as 'Japanese anime', but also exert considerable influence on Hollywood movies.

（*注　bandes dessinees：〔こま割りの〕続き漫画）

③ At the same time, when discussing the contemporary anime and comic culture of Japan, we cannot overlook the existence of the *obsessed fans known as 'Otaku'. Having an exhaustive knowledge about their favorite works, and always searching for related products, these 'Otaku' support the anime and comic industry as consumers or harsh critics. Just as 'wabi' and 'sabi' became key words for understanding Japanese culture, the term 'moe', [D   ] of the 'Otaku', has become a major key word for describing unique Japanese sentiment and taste.

(*注 obsessed：取りつかれた)

④ Here, we are ｜ ウ ｜ to introduce places to visit where you can *immerse yourself in the world of Japanese anime and comics.

(*注 immerse：〜を浸す)

Ghibli Museum, 15-min. walk or 5-min. by bus from Mitaka Sta. on JR Chuo Line (20 min. from Shinjuku Sta.), is the museum designed by Japan's top animator, Hayao Miyazaki who is known for "Princess Mononoke", "My Neighbor Totoro", the Academy Award winning "Spirited Away" (Best Animated Feature Film) and many other works. Open: 10:00-18:00. Closed on Tue., New Year's holiday & for *periodic maintenance. Admission: ¥1,000. You must book a reserved ticket which specifies the appointed date of the reservation in advance.
Tel: 0570-055-777 (Japanese only)
URL: http://www.ghibli-museum.jp/en/

JTB (travel agency) hosts Ghibli Museum Afternoon Tour with an English-speaking guide to the museum and its *vicinity every Mon., Wed. & Fri. Fee: Adults ¥6,000, Child ¥4,700. Minimum number of participants: 1. URL: http://www.jtb-sunrisetours.jp/

J-World Tokyo, 15-min. walk from Ikebukuro Sta. or Higashi-Ikebukuro Sta. on Tokyo Metro Yurakucho Line, is an indoor theme park featuring the world of Weekly Shonen Jump. There are attractions through which you can enjoy the world of the three most popular series in the history of Weekly Shonen Jump: "Dragon Ball", "One Piece", and "Naruto". Open: 10:00-22:00 (enter by 21:00). Admission: Adults (over 16 years) ¥1,300, Children (4-15 years) ¥1,000. As of July 2013 tickets may not be available at the door due to high popularity.
URL: http://www.namco.co.jp/tp/j-world/pdf/jw_guide.pdf

Sanrio Puroland, 5min. walk from Tama Center Sta. on Keio, Odakyu and Tama-monorail Lines, is an indoor theme park where Sanrio characters welcome you.　A parade and musical reviews are enjoyable.　Don't miss visiting Kitty's house.　Passport: Adult (over 18 years) ¥4,400, Youth (12-17 years) ¥4,000, Junior (4-11 years) ¥3,300.　Open: 10:00-17:00 (weekdays), 10:00-18:00 (Sat., Sun & holidays).　Please inquire opening dates and times before your visit.　Tel: 042-339-1111
URL: http://www.puroland.co.jp/english/welcom.html

(*注　periodic：定期的な　　vicinity：周辺)

問17：第①パラグラフ中の　gave rise to　の意味として最も適切なものを次から選べ。

　　1. ascended　　2. caused　　3. changed　　4. displayed

マーク式解答欄　17

問18〜問21：第①〜③パラグラフ中の　[　　A　　]　〜　[　　D　　]　に入れるべき最も適切な表現を次から選び，その番号をマークせよ。各表現は1回ずつ使用せよ。

　　1. which are well known among the Japanese
　　2. which could be seen as the contemporary version
　　3. which developed differently
　　4. which refers to the enthusiasm

　問18：[　　A　　]　に入れるべき表現はどれか。

マーク式解答欄　18

　問19：[　　B　　]　に入れるべき表現はどれか。

マーク式解答欄　19

問２０：[＿＿＿C＿＿＿] に入れるべき表現はどれか。

マーク式解答欄　２０

問２１：[＿＿＿D＿＿＿] に入れるべき表現はどれか。

マーク式解答欄　２１

問２２：第②パラグラフ中の [　ア　] に入れるべき最も適切な語を次から選べ。

1. ages　　　2. expenses　　　3. occupations　　4. themes

マーク式解答欄　２２

問２３：第②パラグラフ中の [keeping pace with] の意味として最も適切なものを次から選べ。

1. coming down with　　　　2. doing away with
3. going along with　　　　4. putting up with

マーク式解答欄　２３

問２４：第②パラグラフ中の [　イ　] に入れるべき最も適切な語を次から選べ。

1. imported　　2. improved　　3. interrupted　　4. invaded

マーク式解答欄　２４

問２５：第③パラグラフ中の [overlook] の意味として最も適切なものを次から選べ。

1. ignore　　2. inspect　　3. request　　4. supervise

マーク式解答欄　２５

問２６：第③パラグラフ中の下線部 Having an exhaustive knowledge about their favorite works, and always searching for related products を意味を変えずに書き換える場合に最も適切なものを次から選べ。

1. Although they have an exhaustive knowledge about their favorite works and always search for related products
2. Although they have had an exhaustive knowledge about their favorite works and always searched for related products
3. Since they have an exhaustive knowledge about their favorite works and always search for related products
4. Since they have had an exhaustive knowledge about their favorite works and always searched for related products

マーク式解答欄　２６

問２７：第④パラグラフ中の　ウ　に入れるべき最も適切な語を次から選べ。

1. confused　　　2. envied　　　3. made　　　4. pleased

マーク式解答欄　２７

問２８～問３１：第④パラグラフの後に記された観光案内　（四角い枠の中）に関する次の各質問の最も適切な答えを選べ。

問２８：How much will the admission tickets cost for a seventeen-year-old student to visit both J-World Tokyo and Sanrio Puroland?

1. ¥5,000　　　　　　　2. ¥5,300
3. ¥5,400　　　　　　　4. ¥5,700

マーク式解答欄　２８

問２９： Five elementary school children are planning to visit Ghibli Museum on Sunday afternoon, but they have only 3,000 yen. How much money are they short?

1. ¥1,700
2. ¥2,000
3. ¥5,000
4. ¥20,500

マーク式解答欄 ２９

問３０： By what time do you have to arrive at Ikebukuro station to be in time for the last admission to the J-World Tokyo?

1. 8:45 p.m.
2. 9:00 p.m.
3. 9:45 p.m.
4. 10:00 p.m.

マーク式解答欄 ３０

問３１： Which of the following is true? Select the best answer.

1. Kitty house is highly recommended to visit, but it is now temporarily closed.
2. It is required that you receive your reserved ticket at the door when you visit J-World Tokyo.
3. In order to enter Ghibli Museum, you need a dated ticket purchased beforehand unless you join a guided tour.
4. Sanrio Puroland opens at 10:00 and closes at 17:00 on Sundays in winter.

マーク式解答欄 ３１

【３】次の英文は，転職を考えているエンジニアのアレックスと順子が就職面接について話す会話文である。この英文に関して，**問３２〜問４０**に答えよ。　（１８点）

Junko: I haven't been actively looking for a new job, but sure, I've looked at a few job postings.

Alex: Even you were considering other jobs!

Junko: Well, I wouldn't go as far as to say "considering" since I haven't really done anything, but [＿＿＿A＿＿＿].

Alex: So you haven't applied for any jobs?　You seem like you would do great in interviews.

Junko: No, I'm actually horrible at interviews.　[＿＿＿B＿＿＿]—especially if there are multiple interviewers.　I feel like I'm (　1　) *interrogated.

Alex: That's true.　Interviews are definitely *daunting now that every company is looking for an engineer *with an edge.

Junko: There is so much work (　2　) even before landing an interview.

Alex: Yeah.　[＿＿＿C＿＿＿] for the last job I applied for.

Junko: The worst part is (　3　) the company.　If the business is (　4　) on an application I'm not familiar with, it can take hours to learn.

Alex: My high school friend is a (　5　) manager, and he told me that successful candidates come to the interview well-informed about the company.

Junko: It makes sense.　It's a *dead giveaway that you didn't do your homework if [＿＿＿D＿＿＿].

　(*注　interrogate：尋問する　　daunting：ひるませる　　with an edge：能力のある　　dead giveaway：秘密がばれる決定的証拠)

問３２〜問３５：本文中の ［　　　Ａ　　　］〜［　　　Ｄ　　　］に入れるべき最も適切な表現を次から選び，その番号をマークせよ。各表現は１回ずつ使用せよ。なお，文頭に来る語の頭文字も小文字で示している。

    1. you ask what the company does
    2. I'm just uncomfortable with the setting
    3. I try to keep an eye out for other opportunities
    4. I had to update and clean up my resume

問３２：［　　　Ａ　　　］に入れるべき表現はどれか。　マーク式解答欄　３２

問３３：［　　　Ｂ　　　］に入れるべき表現はどれか。　マーク式解答欄　３３

問３４：［　　　Ｃ　　　］に入れるべき表現はどれか。　マーク式解答欄　３４

問３５：［　　　Ｄ　　　］に入れるべき表現はどれか。　マーク式解答欄　３５

問３６〜問４０：本文中の（　　１　　）〜（　　５　　）に入れるべき最も適切な語を次から選べ。各語は１回ずつ使用せよ。

    1. based   2. being   3. hiring   4. involved   5. studying

問３６：（　　１　　）に入れるべき語はどれか。　マーク式解答欄　３６

問３７：（　　２　　）に入れるべき語はどれか。　マーク式解答欄　３７

問３８：（　　３　　）に入れるべき語はどれか。　マーク式解答欄　３８

問３９：（　　４　　）に入れるべき語はどれか。　マーク式解答欄　３９

問４０：（　　５　　）に入れるべき語はどれか。　マーク式解答欄　４０

【４】問４１～問５０：下の枠内に順不同で与えられた語（句）（セミコロンで区切られている）をすべて１回ずつ使用して，次の各日本文を英訳するとき，下線を引いた語（句）はどの（＿＿＿）に入れるのが最も適切か。該当する（＿＿＿）内の番号をマークせよ。　　　　　　　　　　　　　　　　　　　　　　　　　　　（２０点）

１．「駐車する場所を見つけるのが大変難しいので，私は滅多に隣町へ車で行くことはありません。」

It is (　　1　　)(　　2　　)(　　3　　)(　　4　　)
(　　5　　)(　　6　　)(　　7　　)(　　8　　)(　　9　　)
the next town.

| difficult; | to park; | to find; | drive to; | that; |
| my car; | so; | I seldom; | a place | |

問４１：to park を入れるべき（＿＿＿）の番号はどれか。

マーク式解答欄　４１

問４２：to find を入れるべき（＿＿＿）の番号はどれか。

マーク式解答欄　４２

問４３：that を入れるべき（＿＿＿）の番号はどれか。

マーク式解答欄　４３

２．「私たちは自分が家族を持って初めて家族を養うことがいかに大切かを実感するのである。」

We never (　　1　　)(　　2　　)(　　3　　)(　　4　　)
(　　5　　)(　　6　　)(　　7　　)(　　8　　)(　　9　　) our own.

| until; | have; | important; | we; | to support; |
| our family; | realize; | it is; | how |

問44：until を入れるべき（　　　　）の番号はどれか。

問45：to support を入れるべき（　　　　）の番号はどれか。

問46：how を入れるべき（　　　　）の番号はどれか。

3.「君が20歳になったとき, 君はその資産を自由に処分できるようになるでしょう。」

When you （　　1　　）（　　2　　）,（　　3　　）（　　4　　）
（　　5　　）（　　6　　）（　　7　　）（　　8　　）（　　9　　）
the property.

| of; | twenty; | be; | dispose; | will; | free; |
| you; | to; | turn |

問47：dispose を入れるべき（　　　　）の番号はどれか。

問48：free を入れるべき（　　　　）の番号はどれか。

4.「新たに公表された報告では，朝食を摂ると体型をスリムに保つこともありうるということだ。」

A newly published report (1)(2)(3)
(4)(5)(6)(7)(8)
slim.

| stay; | that; | eating; | help; | says; | breakfast; |
| people; | can | | | | |

問49：stay を入れるべき（＿＿＿＿）の番号はどれか。

マーク式解答欄 49

問50：can を入れるべき（＿＿＿＿）の番号はどれか。

マーク式解答欄 50

化　学

問題

28年度

必要があれば，次の数値を用いよ。

原子量：H＝1.0,　C＝12,　N＝14,　O＝16,　Na＝23,　S＝32,
　　　　Cu＝64,　Br＝80
アボガドロ定数：6.02×10^{23} /mol
気体定数：8.3×10^{3} Pa·L/(K·mol)
ファラデー定数：9.65×10^{4} C/mol
セルシウス温度目盛りのゼロ点　0 ℃：273 K

1 　次の問い（**問1**〜**問5**）に答えよ。　　　　　　　　　（23点）

問1　次の記述のうち，正しいもののみをすべて含む組み合わせはどれか。

マーク式解答欄　1

(a) 原子番号が **2, 10, 18** の原子の価電子の数は，いずれも **0** である。
(b) 周期表で，希ガスを除く右上側にある非金属元素ほど，電気陰性度が小さい。
(c) 同一周期に属する原子の中で，イオン化エネルギー（第1イオン化エネルギー）が最も大きいのは，希ガス原子である。
(d) Ne 原子と同じ電子配置をもつイオンの半径は，原子番号が大きくなるほど大きくなる。

(1)　[(a), (b)]　　　　(2)　[(a), (c)]　　　　(3)　[(a), (d)]
(4)　[(b), (c)]　　　　(5)　[(b), (d)]　　　　(6)　[(c), (d)]
(7)　[(a), (b), (c)]　　(8)　[(a), (b), (d)]　　(9)　[(a), (c), (d)]
(10)　[(b), (c), (d)]

問2　次の化学反応式のうち，下線で示した原子が酸化されているもののみをすべて含む組み合わせはどれか。

マーク式解答欄　2

(a) $2H_2\underline{S} + 3O_2 \longrightarrow 2SO_2 + 2H_2O$
(b) $H_2O_2 + 2KI + H_2\underline{S}O_4 \longrightarrow 2H_2O + I_2 + K_2SO_4$
(c) $\underline{S}O_2 + Br_2 + 2H_2O \longrightarrow H_2SO_4 + 2HBr$
(d) $\underline{S}O_3 + H_2O \longrightarrow H_2SO_4$

(1)　[(a), (b)]　　　　(2)　[(a), (c)]　　　　(3)　[(a), (d)]
(4)　[(b), (c)]　　　　(5)　[(b), (d)]　　　　(6)　[(c), (d)]
(7)　[(a), (b), (c)]　　(8)　[(a), (b), (d)]　　(9)　[(a), (c), (d)]
(10)　[(b), (c), (d)]

問3　NaOH 水溶液，AgNO$_3$ 水溶液，CuCl$_2$ 水溶液について，白金電極を用いてそれぞれに等しい電気量を流して電気分解を行った。このとき，両極で発生する気体の物質量の総和が，大きいものから小さいものの順に正しく並べられているものはどれか。ただし，発生する気体は水に溶けないものとする。

マーク式解答欄　3

(1)　AgNO$_3$ 水溶液　＞　CuCl$_2$ 水溶液　＞　NaOH 水溶液

(2)　AgNO$_3$ 水溶液　＞　NaOH 水溶液　＞　CuCl$_2$ 水溶液

(3)　CuCl$_2$ 水溶液　＞　AgNO$_3$ 水溶液　＞　NaOH 水溶液

(4)　CuCl$_2$ 水溶液　＞　NaOH 水溶液　＞　AgNO$_3$ 水溶液

(5)　NaOH 水溶液　＞　AgNO$_3$ 水溶液　＞　CuCl$_2$ 水溶液

(6)　NaOH 水溶液　＞　CuCl$_2$ 水溶液　＞　AgNO$_3$ 水溶液

問4　次の (a)〜(d) のうち，A 群の物質の沸点が，B 群の物質の沸点より低いもののみをすべて含む組み合わせはどれか。

マーク式解答欄　4

	A	B
(a)	F_2	Br_2
(b)	HF	HCl
(c)	CH_3CH_3	$CH_3CH_2CH_2CH_3$
(d)	CH_3OCH_3	CH_3CH_2OH

(1)　[(a), (b)]　　　(2)　[(a), (c)]　　　(3)　[(a), (d)]

(4)　[(b), (c)]　　　(5)　[(b), (d)]　　　(6)　[(c), (d)]

(7)　[(a), (b), (c)]　　(8)　[(a), (b), (d)]　　(9)　[(a), (c), (d)]

(10)　[(b), (c), (d)]

問5 分子式 $C_5H_{10}O_2$ で表されるエステル **A** を加水分解したところ，ヨードホルム反応を示すアルコールと，銀鏡反応を示すカルボン酸が生成した。エステル **A** の構造式として正しいものはどれか。

マーク式解答欄 **5**

(1) $CH_3CH_2CH_2-\overset{\overset{\textstyle O}{\|}}{C}-O-CH_3$

(2) $CH_3\underset{\underset{\textstyle CH_3}{|}}{CH}-\overset{\overset{\textstyle O}{\|}}{C}-O-CH_3$

(3) $CH_3CH_2-\overset{\overset{\textstyle O}{\|}}{C}-O-CH_2CH_3$

(4) $CH_3-\overset{\overset{\textstyle O}{\|}}{C}-O-CH_2CH_2CH_3$

(5) $CH_3-\overset{\overset{\textstyle O}{\|}}{C}-O-\underset{\underset{\textstyle CH_3}{|}}{CH}-CH_3$

(6) $H-\overset{\overset{\textstyle O}{\|}}{C}-O-CH_2CH_2CH_2CH_3$

(7) $H-\overset{\overset{\textstyle O}{\|}}{C}-O-\underset{\underset{\textstyle CH_3}{|}}{CH}-CH_2CH_3$

(8) $H-\overset{\overset{\textstyle O}{\|}}{C}-O-\overset{\overset{\textstyle CH_3}{|}}{\underset{\underset{\textstyle CH_3}{|}}{C}}-CH_3$

2 下のグラフは，水に対する硫酸銅(Ⅱ)の溶解度〔g/100 g 水〕と温度の関係を表したものである。次の問い（**問6～問8**）に答えよ。 （15点）

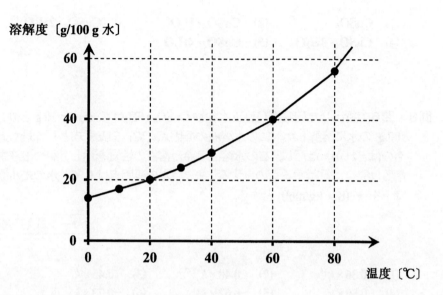

溶解度〔g/100 g 水〕

温度〔℃〕

問6 60 ℃ の硫酸銅(Ⅱ)の飽和水溶液が **X**〔**g**〕ある。この飽和水溶液を **20 ℃** に冷却すると，硫酸銅(Ⅱ)五水和物 $CuSO_4 \cdot 5H_2O$ の結晶が **25 g** 析出した。このとき，最初の硫酸銅(Ⅱ)飽和水溶液の質量 **X**〔**g**〕として，最も近い値を選べ。

マーク式解答欄　**6**

(1)　60 　　　(2)　75 　　　(3)　80 　　　(4)　90
(5)　100 　　(6)　125 　　(7)　150 　　(8)　200

問7　問6で析出した硫酸銅（Ⅱ）五水和物 $CuSO_4 \cdot 5H_2O$ の結晶を $10\,g$ とり，ある温度になるまで熱したところ，$7.12\,g$ の粉末が得られた。この粉末の化学式として正しいものはどれか。

マーク式解答欄　7

  (1)　$CuSO_4$　　　　(2)　$CuSO_4 \cdot H_2O$　　　　(3)　$CuSO_4 \cdot 2H_2O$
  (4)　$CuSO_4 \cdot 3H_2O$　　(5)　$CuSO_4 \cdot 4H_2O$

問8　問6で析出した硫酸銅（Ⅱ）五水和物 $CuSO_4 \cdot 5H_2O$ の結晶を $10\,g$ とり，$100\,g$ の水に溶解した。この水溶液の凝固点 〔℃〕 を表す式として最も適切なものはどれか。ただし，この水溶液は希薄溶液の性質を示し，かつ溶液中の電解質は完全に電離するものとする。また，水の凝固点は $0\,℃$，水のモル凝固点降下を k 〔K・kg/mol〕 とする。

マーク式解答欄　8

  (1)　$-0.36 \times k$　　　(2)　$-0.40 \times k$　　　(3)　$-0.45 \times k$
  (4)　$-0.50 \times k$　　　(5)　$-0.62 \times k$　　　(6)　$-0.73 \times k$
  (7)　$-0.77 \times k$　　　(8)　$-0.80 \times k$　　　(9)　$-0.90 \times k$
 (10)　$-1.0 \times k$

3　次の記述を読んで，問い（**問9～問11**）に答えよ。　　　（17点）

問9　二重結合をもつ炭化水素 **A** を，ある溶媒に溶かして調製した **0.01 mol/L** 溶液 **10 mL** がある。この溶液に，同じ溶媒で調製した臭素の **0.1 mol/L** 溶液を滴下すると，臭素溶液の色が直ちに消えた。続けて臭素溶液を滴下していくと，臭素溶液を合計で **2.0 mL** 加えたところで，滴下した臭素溶液が脱色しなくなった。このとき，炭化水素 **A** と臭素の付加反応により新たに生じた化合物の分子量を測定したところ，炭化水素 **A** の分子量のちょうど **5** 倍であった。炭化水素 **A** の分子量として，最も近い値を選べ。ただし，用いた溶媒は無色で，炭化水素 **A** や臭素とは一切反応せず，また，溶液中では炭化水素 **A** 中の二重結合と臭素の付加反応のみが進行したものとする。

マーク式解答欄　9

(1)	40	(2)	54	(3)	68	(4)	80
(5)	94	(6)	106	(7)	118	(8)	130
(9)	142	(10)	154				

問10　水（液体），二酸化炭素およびプロパンの生成熱を，それぞれ Q_1〔kJ/mol〕，Q_2〔kJ/mol〕，Q_3〔kJ/mol〕とする。このとき，プロパンの燃焼熱〔kJ/mol〕を表す式として，正しいものはどれか。

マーク式解答欄　10

(1)	$3Q_1+Q_2-4Q_3$	(2)	$3Q_1-Q_2+4Q_3$
(3)	$3Q_1+4Q_2-Q_3$	(4)	$3Q_1-4Q_2+Q_3$
(5)	$4Q_1+Q_2-3Q_3$	(6)	$4Q_1-Q_2+3Q_3$
(7)	$4Q_1+3Q_2-Q_3$	(8)	$4Q_1-3Q_2+Q_3$

問11 2.0 L の容器に，四酸化二窒素 N_2O_4 を入れて密閉し，ある温度 T に保ったところ，二酸化窒素 NO_2 が生成し，次のような平衡状態に達した。

$$N_2O_4 \,(気) \;\rightleftharpoons\; 2NO_2 \,(気)$$

　この平衡状態において，密閉容器内には，NO_2 の物質量〔mol〕の 3 倍の物質量〔mol〕の N_2O_4 が存在していた。温度 T における平衡定数 K〔mol/L〕の値が 0.10 であるとき，平衡状態における密閉容器内の N_2O_4 の物質量〔mol〕として最も近い値を選べ。

マーク式解答欄　11

(1) 0.30　　　(2) 0.60　　　(3) 0.90　　　(4) 1.2

(5) 1.5　　　(6) 1.8　　　(7) 2.1　　　(8) 2.4

4 次の記述を読んで，問い（**問12～問13**）に答えよ。　　　　（12点）

問12　2.5×10^{-3} mol/L の水酸化ナトリウム NaOH 水溶液 40 mL と，0.10 mol/L 塩酸 10 mL を混ぜ合わせた。このときの pH として，最も近い値を選べ。ただし，水のイオン積は 1.0×10^{-14} (mol/L)^2 とし，必要ならば，$\log 2.0 = 0.30$, $\log 3.0 = 0.48$ を用いよ。

マーク式解答欄　**12**

(1)　1.0　　　　(2)　1.7　　　　(3)　3.0　　　　(4)　5.1

(5)　6.5　　　　(6)　7.0　　　　(7)　8.5　　　　(8)　9.6

問13 濃度が未知の炭酸ナトリウム Na_2CO_3 水溶液がある。この Na_2CO_3 水溶液 25 mL を, 0.10 mol/L 塩酸で中和滴定したところ, 2 つの中和点 **A**, **B** をもつ次の滴定曲線が得られた。この滴定に関する次の記述のうち, 正しいもののみをすべて含む組み合わせはどれか。ただし, 下の図は必ずしも正確ではない。

マーク式解答欄　**13**

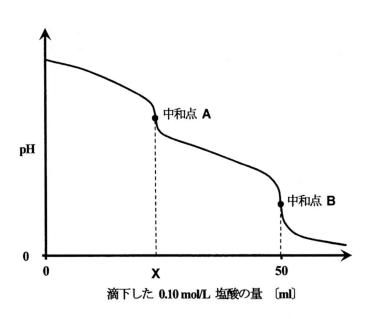

滴下した 0.10 mol/L 塩酸の量　〔ml〕

(a) 中和点 **A** では, 酸性塩を含む水溶液となっている。

(b) 中和点 **A** までに加えた 0.10 mol/L 塩酸の量 (グラフ中の **X**) は, 20 mL である。

(c) 中和点 **B** の水溶液を煮沸すると, その pH は大きくなる。

(d) 中和滴定する前の Na_2CO_3 水溶液の濃度は 0.20 mol/L である。

(1) 〔(a), (b)〕　　(2) 〔(a), (c)〕　　(3) 〔(a), (d)〕

(4) 〔(b), (c)〕　　(5) 〔(b), (d)〕　　(6) 〔(c), (d)〕

(7) 〔(a), (b), (c)〕　　(8) 〔(a), (b), (d)〕　　(9) 〔(a), (c), (d)〕

(10) 〔(b), (c), (d)〕

5 下の図のように，内容積 **2.0 L** の容器 **A** と，内容積が不明な容器 **B** がコック **C** で接続されている。コック **C** を閉じた状態で，容器 **A** と **B** の温度を **27℃** に保ちながら，容器 **A** に圧力が $5.0 \times 10^4 \, Pa$ のエタンを，容器 **B** に圧力が $3.0 \times 10^5 \, Pa$ の酸素を充てんした。以下の問い（**問14**〜**問16**）に答えよ。ただし，気体はすべて理想気体とする。また，コック **C** の内容積は無視できるものとする。 （14点）

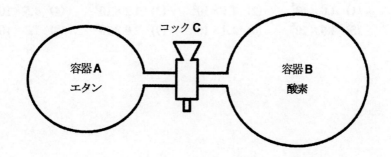

問14 **27℃** に保ったまま，コック **C** を開いて十分な時間をおき，気体を均一に混合させると，圧力が $2.0 \times 10^5 \, Pa$ になった。容器 **B** の内容積 〔**L**〕として，最も近い値を選べ。

マーク式解答欄 **14**

(1) 0.5		(2) 1.0		(3) 1.5		(4) 2.0	
(5) 2.5		(6) 3.0		(7) 4.0		(8) 5.0	

問15 問14の混合気体中のエタンと酸素の物質量 〔**mol**〕の比はいくらか。次の中から最も近いものを選べ。

マーク式解答欄 **15**

(1) 1 : 2	(2) 1 : 2.5	(3) 1 : 3	(4) 1 : 3.5
(5) 1 : 4	(6) 1 : 4.5	(7) 1 : 5	(8) 1 : 6
(9) 1 : 7.5	(10) 1 : 9		

問16　**問14**の容器内の混合気体に対し，容器の密閉状態を保ちながら，適切な方法で点火して，完全に反応させた。その後，容器の温度を **27℃** に戻したときの容器内の全圧〔**Pa**〕として最も近い値を選べ。ただし，**27℃** では水はすべて液体として存在し，生じた水の体積や水蒸気圧は無視できるものとする。

マーク式解答欄　**16**

(1)　1.0×10^5　　(2)　1.1×10^5　　(3)　1.2×10^5　　(4)　1.5×10^5

(5)　1.6×10^5　　(6)　1.8×10^5　　(7)　2.0×10^5　　(8)　2.2×10^5

6 次の記述を読んで，問い（**問17〜問18**）に答えよ。　　　　（10点）

　実験室で塩素ガスを得るために，ある生徒が，実験装置と試薬を準備すること
になった。生徒は，丸底フラスコや洗気びんなどをゴム管で接続し，下の図のよう
な実験装置を作製した。丸底フラスコ**A**の中には酸化マンガン(Ⅳ)，丸底フラス
コ**A**の上部の滴下ろうとには濃塩酸，洗気びん**B**と洗気びん**C**にはそれぞれ水と
希硫酸が入っている。この後，ガスバーナーにより加熱しながら，丸底フラスコ**A**
内で濃塩酸と酸化マンガン(Ⅳ)を反応させて塩素ガスを発生させ，さらにその塩
素ガスを，**B**と**C**の2種類の洗気びん内の液体に通じた後，水上置換で回収する
予定であった。しかし，実験を始める前に，化学実験を指導する先生に確認しても
らったところ，この図の実験装置や試薬には，いくつか問題点があることが指摘さ
れた。

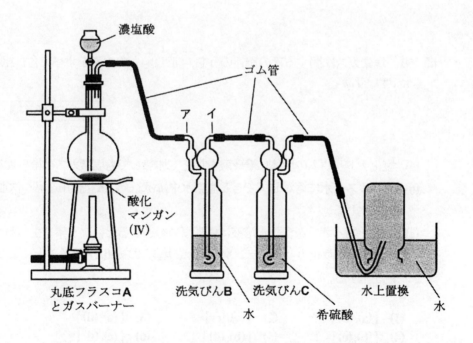

問17　図の実験装置に関する先生の指摘として、適切なもののみをすべて含む組み合わせはどれか。

マーク式解答欄　**17**

(a) 爆発する危険性があるため、丸底フラスコ **A** 内で酸化マンガン(IV)と濃塩酸を反応させるときは、加熱せずに室温で反応させるべきである。

(b) 洗気びん **B** は、図の**イ**を丸底フラスコ **A** に、**ア**を洗気びん **C** に接続するように付け替えなければならない。

(c) 純度の高い塩素ガスを得るためには、洗気びん **C** には希硫酸ではなく濃硫酸を入れるべきである。

(d) 塩素ガスの捕集には、水上置換ではなく上方置換を用いるべきである。

(1) [(a), (b)]　　　(2) [(a), (c)]　　　(3) [(a), (d)]
(4) [(b), (c)]　　　(5) [(b), (d)]　　　(6) [(c), (d)]
(7) [(a), (b), (c)]　(8) [(a), (b), (d)]　(9) [(a), (c), (d)]
(10) [(b), (c), (d)]

問18　塩素ガスに関する次の記述のうち、正しいもののみをすべて含む組み合わせはどれか。

マーク式解答欄　**18**

(a) 塩化ナトリウムの固体に濃硫酸を加えて加熱しても塩素ガスは得られる。

(b) 塩素ガスを水に溶かしてできる塩素水中には、強い酸化作用をもつ次亜塩素酸が生じる。

(c) フッ化物イオンを含む水溶液に塩素ガスを通じると、フッ素を生じる。

(d) しめったヨウ化カリウムデンプン紙は、塩素ガス中に入れることにより青紫色を呈する。

(1) [(a), (b)]　　　(2) [(a), (c)]　　　(3) [(a), (d)]
(4) [(b), (c)]　　　(5) [(b), (d)]　　　(6) [(c), (d)]
(7) [(a), (b), (c)]　(8) [(a), (b), (d)]　(9) [(a), (c), (d)]
(10) [(b), (c), (d)]

7 次の問い（**問19～問22**）に答えよ。　　　　　　　　　（20点）

問19 下記の反応経路図において，**(I)～(III)**に該当する試薬として，最も適切な組み合わせはどれか。

マーク式解答欄　**19**

	(I)	(II)	(III)
(1)	O_2	Sn, HCl	$NaNO_2$
(2)	CO_2	Sn, HCl	$NaNO_2$
(3)	O_2	Sn, HCl	$NaNO_3$
(4)	CO_2	Sn, HCl	$NaNO_3$
(5)	O_2	NH_4Cl	$NaNO_2$
(6)	CO_2	NH_4Cl	$NaNO_2$
(7)	O_2	NH_4Cl	$NaNO_3$
(8)	CO_2	NH_4Cl	$NaNO_3$

問20　問19の化合物 **A～F** に関する記述のうち，正しいもののみをすべて含む組み合わせはどれか。

マーク式解答欄　**20**

(a) 化合物 **A, B, C, D, E, F** のいずれにおいても，分子内に含まれるすべての炭素は，同一平面上に固定されている。

(b) 化合物 **C** は，水に溶けにくい塩基性の化合物である。

(c) 化合物 **E** とナトリウムフェノキシドを反応させると，アゾ化合物が得られる。

(d) 化合物 **F** と無水酢酸を反応させると，エステル結合をもつ化合物が得られる。

(1)　[(a), (b)]　　　(2)　[(a), (c)]　　　(3)　[(a), (d)]

(4)　[(b), (c)]　　　(5)　[(b), (d)]　　　(6)　[(c), (d)]

(7)　[(a), (b), (c)]　(8)　[(a), (b), (d)]　(9)　[(a), (c), (d)]

(10)　[(b), (c), (d)]

問21　問19の化合物 **A, B, D, F** のすべてを含むジエチルエーテル混合溶液について，下図の操作によりそれぞれを完全に分離した。

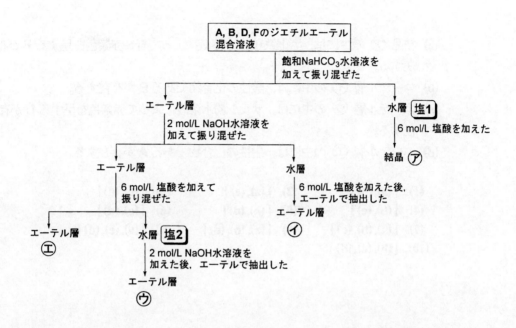

　分離操作の過程で得られた水層に含まれる塩**1**，塩**2**は，化合物**A, B, D, F**のいずれかから生成する塩である。この塩**1**，塩**2**を，適切な操作により精製した。その後，塩**1**と塩**2**を，それぞれ同じモル濃度になるように精製水に溶かして，2種類の水溶液を作製し，さらに，同じモル濃度の塩化ナトリウム**NaCl**水溶液も作製した。この3種類の水溶液について，塩**1**の水溶液の**pH**を**X**，塩**2**の水溶液の**pH**を**Y**，**NaCl**水溶液の**pH**を**Z**とする。このとき，**X, Y, Z**が大きいものから小さいものの順に正しく並べられているものはどれか。

マーク式解答欄　21

(1)	**X**	>	**Y**	>	**Z**
(2)	**X**	>	**Z**	>	**Y**
(3)	**Y**	>	**X**	>	**Z**
(4)	**Y**	>	**Z**	>	**X**
(5)	**Z**	>	**X**	>	**Y**
(6)	**Z**	>	**Y**	>	**X**

問22 問21の分離操作図の ㋐〜㋓ に関する記述のうち，正しいもののみをすべて含む組み合わせはどれか。

マーク式解答欄 **22**

(a) 結晶 ㋐ の中には，塩化鉄(III)水溶液によって青〜赤紫色を呈する **F** が存在する。

(b) エーテル層 ㋑ の中には，酸性の化合物である **B** が存在する。

(c) エーテル層 ㋒ の中には，サラシ粉水溶液によって赤紫色を呈する **D** が存在する。

(d) エーテル層 ㋓ の中には，中性の化合物である **A** が存在する。

(1) [(a), (b)]　　　(2) [(a), (c)]　　　(3) [(a), (d)]
(4) [(b), (c)]　　　(5) [(b), (d)]　　　(6) [(c), (d)]
(7) [(a), (b), (c)]　　(8) [(a), (b), (d)]　　(9) [(a), (c), (d)]
(10) [(b), (c), (d)]

8　次の記述を読んで，問い（問23〜問25）に答えよ。　　　（14点）

1．化合物 A と B は，いずれも分子量が 120 以下の枝分かれ構造をもたない鎖式化合物である。化合物 A と B の元素分析を行ったところ，いずれも質量百分率で炭素 66.6%，水素 11.2%，酸素 22.2%であった。

2．フェーリング液に A を加えて加熱すると，赤色沈殿が生じたが，B を加えて加熱した場合は，赤色沈殿は生じなかった。

3．アルコール C を酸化すると，B が得られた。このアルコール C は，幾何異性体が存在する炭化水素 D に，水を付加させると得られた。

4．化合物 E に，水素を物質量の比 1：1 で付加させると，D が生成した。

5．B は，E に水を付加させても得られた。

問23　化合物 A の分子式として正しいものはどれか。

　　　　　　　　　　　　　　　　　　　　　　マーク式解答欄　23

- (1)　C_4H_6O
- (2)　$C_4H_6O_2$
- (3)　C_4H_8O
- (4)　$C_4H_8O_2$
- (5)　$C_4H_{10}O$
- (6)　$C_4H_{10}O_2$
- (7)　$C_5H_{10}O$
- (8)　$C_5H_{10}O_2$
- (9)　$C_5H_{12}O$
- (10)　$C_5H_{12}O_2$

問24　化合物 **E** の構造式として，適切なものはどれか。

(1)　$CH_3-C\equiv C-CH_3$　　　　(2)　$CH_3CH_2-C\equiv CH$

(3)　$CH_3-CH=CH-CH_3$　　　　(4)　$CH_3CH_2-CH=CH_2$

(5)　$CH_3CH_2-C\equiv C-CH_3$　　　　(6)　$CH_3CH_2CH_2-C\equiv CH$

(7)　$CH_3CH_2-CH=CH-CH_3$　　　　(8)　$CH_3CH_2CH_2-CH=CH_2$

問25　化合物 **A〜E** に関する記述のうち，正しいもののみをすべて含む組み合わせはどれか。

(a)　化合物 **A〜E** は，いずれも不斉炭素原子をもたない。
(b)　化合物 **A** を酸化して得られる化合物を，炭酸水素ナトリウム水溶液に加えると二酸化炭素が発生する。
(c)　化合物 **B** は，クメン法によるフェノールの合成の際に副生成物として得られ，水によく溶ける。
(d)　化合物 **C** の構造異性体の中で，エーテル結合を有するものは **3** 種類存在する。

(1)　[(a), (b)]　　　(2)　[(a), (c)]　　　(3)　[(a), (d)]
(4)　[(b), (c)]　　　(5)　[(b), (d)]　　　(6)　[(c), (d)]
(7)　[(a), (b), (c)]　　(8)　[(a), (b), (d)]　　(9)　[(a), (c), (d)]
(10)　[(b), (c), (d)]

英　語

解答　28年度

1

〔解答〕

問1　3　　問2　4　　問3　1　　問4　2　　問5　3
問6　3　　問7　4　　問8　2　　問9　1　　問10　1
問11　4　　問12　3　　問13　2　　問14　1
問15　4　　問16　2

〔出題者が求めたポイント〕

問1　matterは動詞で使うと「重要である」という意味。
　　下線部を訳すと「普通のコーヒーかノンカフェイン
　　のコーヒーかは重要ではない。」となる。

問2〜5　各選択肢の和訳は以下の通り。
　　1　コーヒーを飲まない人々
　　2　人々の習慣とその結果生じる健康を観察するこ
　　　と
　　3　人々はかなり一貫している
　　4　その問題について最大規模で行われた

問6〜9
　　(1)「事例」を表すcaseを入れる。ここではコーヒー
　　　を飲むことが体に悪いという説をさす。
　　(2) play a role「役割を果たす」
　　(3) in turn「次には」
　　(4) take A into account「Aを考慮に入れる」

問10　modest は「まあまあの」という形容詞。

問11　seem は動詞であることから本問では動詞を入れ
　　ることができるところを探す。

問12　Neither V S の形になる、副詞の neither が正解。

問13〜14　compared to A「Aと比較して」those
　　who V「Vする人々」
　　完成する英文は Compared to those who drank no
　　coffee, men who had two or three cups a day
　　were ten percent less likely to die at any age. と
　　なる。
　　選択肢に含まれる who を関係代名詞であると考え、
　　修飾語がかかる対象を探し出すのがポイントである。

問15　空欄の直後の that に注目。この that は代名詞と
　　して使われ、直前の how much 〜 buy を指す。

問16　文末の though に注目して、前文との対比から
　　effect が正解。

〔全訳〕

① 人生の単純な喜びの1つがほんの少し甘くなった。
コーヒーと健康に関するどっちつかずの研究、または
コーヒーが心臓病のリスクを引き上げるというような
恐ろしい研究までもがあった時期のあとで、ある大き
な研究が全く逆を唱えている。それはコーヒーを飲ん
でいる人は長生きする傾向にあるということである。
普通のコーヒーかノンカフェインのコーヒーかは関係
ない。

② 400,000人を対象とした研究は史上最大規模で行わ
れ、その結果はコーヒーを飲むことは害を与える罪深

い喜びだと思っていたすべてのコーヒー愛好家を安心
させるはずのものである。「私たちの研究は、本当に
コーヒーは身体に悪いのではないと示唆するものであ
る。」と国立がん研究所の主任研究員であるニール・
フリードマンは言う。「実際にコーヒーを飲むまあま
あの利点があるかもしれない。」理由は誰にもわから
ない。コーヒーには有効な抗酸化物質から、がんを誘
発するごく少量の物質まで健康に影響する多数の物質
が含まれている。最も広く研究されている含有物であ
るカフェインは今回の研究結果において何の役割も果
していない。これまでの研究結果は間違っているとい
うわけではない。コーヒーには LDL コレステロール
や悪玉コレステロール、血圧をあげ、それが次には心
臓病のリスクを上げるという証拠がある。

③ 新しい研究でさえも、コーヒーを飲む人はいつでも
死に至る可能性があると思われていた。しかし、その
ような人はコーヒーを飲まない人に比べてタバコを吸
い、多くのアルコールを飲み、より肉食で運動不足で
ある傾向があるのだ。いったん研究者がそれらの事実
を考慮に入れると、はっきりしたパターンが現れたの
だ。1日にコップ1杯のコーヒーを飲めば、長生きす
る機会を少し上げてくれるのだ。この研究は国立衛生
研究所と全米退職者協会が行ったもので、その結果は
the New England Journal of Medicine が公表した。
気を付けなければならないのは、コーヒーは人々を長
生きさせるということを証明したのではなく、ただ両
者には関係性があるように思えるというだけである。
多くの食事と健康の調査と同じように、この研究も
人々の習慣と、その結果として生じる健康に厳密に基
づいているのである。したがって因果関係を証明する
ものではない。

④ この新しい研究は1995年に始められ、カリフォル
ニア、フロリダ、ルイジアナ、ニュージャージー、ノー
スカロライナ、ペンシルバニア、アトランタ、デトロ
イトにいる50歳から71歳の AARP の会員が関与し
た。心臓病や脳卒中、ガンの患者は含んでいない。ま
た1日にカロリーを摂取しすぎていたり、過剰にカロ
リー制限をするといった極端な食生活をしている人も
除いている。その他の人々が研究を始める時点で1度
コーヒーを飲むことに関する情報を提示した。人々は
「これまでの人生でコーヒーを飲むことについてはか
なり一貫している。」だから1回の計測が大きな制限
になるはずがないとフリードマンは言う。

⑤ 402,260人の参加者のうち、42,000人はコーヒーを
飲まない。また15,000人は1日に6杯以上飲んでいた。
多くは2、3杯である。2008年までに、約52,000人が
亡くなった。コーヒーを全く飲まない人に比べると、
1日に2、3杯飲む男性は、どの年齢でも死亡する割
合が10%の低くなる傾向にあった。女性に関しては
13%である。1日1杯ですら男性で6%、女性で5%

と少し危険性が低くなるようだった。最も大きな効果があったのは 1 日に 4,5 杯飲む女性で、死の危険性が 16 % も低くなった。これほど大きな数字は他にないが、フリードマンはコーヒーによって寿命がどれほど延びたのかについては言及できないとしている。「本当に計算することができない。」喫煙がどの年齢においても寿命に影響を与えている要素であると彼は言った。

⑥　コーヒーを飲む人は心臓病や呼吸器疾患、脳卒中、糖尿病、けが、事故、感染症で死ぬ可能性は低かった。しかし、ガン死のリスクには影響を与えていなかった。コーヒーを飲むことの利益は研究が始まったときに最も健康だった人々のあいだで最大だった。

2

〔解答〕

問 17　2	問 18　2	問 19　3	問 20　1
問 21　4	問 22　4	問 23　3	問 24　2
問 25　1	問 26　3	問 27　4	問 28　2
問 29　2	問 30　1	問 31　3	

〔出題者が求めたポイント〕

問 17　give rise to A「A を引き起こす」

問 18 〜 21　各選択肢の和訳は以下の通り
　　1　日本人の間でよく知られている
　　2　現代版と見なされうる
　　3　異なって発展した
　　4　熱狂を意味する

問 22　直後の具体例に注目。スポーツや学校生活、SF、ロマンス、ビジネスや戦争、社会問題は日本の漫画で描かれるテーマであると考える。

問 23　keep pace with A「A に遅れを取らない」

問 24　and でつながれている部分にも注目する。ここでは日本の漫画の発展に言及されている。

問 25　overlook「見落とす」

問 26　全体の文の構造から、下線部の部分は分詞構文であると考える。分詞構文の意味は時・理由・付帯状況・条件・譲歩である。文脈から根拠であることを読み取る。3 と 4 の違いは時制である。主節の時制と分詞構文内の時制が異なるのであれば過去形にする必要があるが、本問では必要ない。

問 27　be pleased to V「〜できてうれしい」

問 28　問題文：17 歳の学生が J-World 東京とサンリオピューロランドの両方を訪れたとき、入場券の費用はいくらになりますか？
　　　17 歳の学生で考えると J-World 東京の入場料が 1300 円、サンリオピューロランドの入場料は 4000 円である。足すと 5300 円となる。

問 29　問題文：5 人の小学生は日曜日の午後にジブリ美術館を訪れようと思っているが、全員で 3000 円しか持っていない。いくら足りませんか。
　　　ジブリ美術館の入館料は 1 人 1000 円である。差額は 2000 円となる。

問 30　問題文：何時までに池袋駅に着けば J-World 東京の最終入場に間に合いますか。
　　　最終入場時間は 21：00 である。また池袋駅からは徒歩 15 分である。

問 31　本文にあうものを 1 つ選びなさい。
　　1　キティの家は訪れるべきだが、今は閉鎖中である。
　　　→閉鎖中との記述はない。
　　2　J-World 東京を訪れるときは前売り券を受け取っておく必要がある。
　　　→ J-World 東京について前売り券の記述はない。
　　3　ジブリ美術館に入場するためには、ガイドツアーに参加しなくても前売り券を買う必要がある。
　　　→○
　　4　サンリオピューロランドは冬の日曜日、10：00 〜 17：00 まで営業している。
　　　→ピューロランドは日曜日 18：00 まで営業している。

〔全訳〕

①　1867 年、パリで行われた万国博覧会での日本文化の展示によってヨーロッパでは「ジャポニズム」という日本の事物に対するある種の流行が起こった。特に浮世絵と呼ばれる日本の伝統絵画は印象派の画家に大きな影響を与えた。そして今、世界中の関心は浮世絵の現代版として見なされうるアニメや漫画に注がれている。

②　アメリカの漫画やフランスの続き漫画とは異なって発展した日本の漫画は老若男女問わず広く楽しまれている娯楽の一形態である。漫画はスポーツや学校生活、SF、ロマンス、ビジネスや戦争、社会問題までをも含む広いテーマで描かれており、漫画家は他の作家と同じ社会的な地位を与えられている。日本のアニメや漫画産業は漫画文化と並行して発展を遂げてきた。漫画は深遠なテーマを扱いながら、ずっと磨き上げられた話を作ってきており、低予算で独特な技法や画像技術を改良させてきた。日本でも高い人気を誇っている「キャンディーキャンディー」や「UFO ロボグランダイザー」は海外でも人気である。日本で作られたものであると知られることなく大人気を博している作品もある。しかし、「ポケットモンスター」や「ドラゴンボール」だけでなく、「スタジオジブリ」の作品も、日本で高い称賛を与えられるだけにとどまらず、ハリウッド映画にまでかなりの影響を与えているのだ。

③　同時に、日本のアニメや漫画について話をしようとするとき、オタクと呼ばれる取りつかれたようなファンのことを見落とすことはできない。自分の好きな作品への熱狂的な知識を持ち、常に関連作品を探しているので、このオタクは時には消費者として、また時には厳しい批評家としてアニメ・漫画産業を支えているのだ。「わびさび」というのが日本文化を理解する鍵になっていたのとちょうど同じように、熱狂を意味する「萌え」という言葉は独特な日本文化の情緒や趣味を描くための重要な鍵となる言葉である。

④　ここに日本のアニメや漫画の世界観に浸ることがで

きる場所を紹介できてうれしい。

　JR 中央線三鷹駅(新宿から 20 分)から歩いて 15 分、またはバスで 5 分の所にあるジブリミュージアムは、「もののけ姫」や「となりのトトロ」、アカデミー賞を受賞した「千と千尋の神隠し」などの作品で知られる日本で最も有名なアニメ作家、宮崎駿によって作られた美術館である。開館時間：10：00 〜 18：00. 閉館日：火曜日、年末年始、定期整備日。入館料：1000 円。前もって決めた日の前売り券を買っておかなければならない。

　JTB(旅行会社)では英語ガイドが同行する Ghibli Museum Afternoon Tour を毎週月・水・金で開催している。料金：大人・6000 円、子供・4700 円。最少開催人数：1 人。

　池袋駅から徒歩 15 分、または地下鉄有楽町線の東池袋駅すぐのところにある J-World 東京は週刊少年ジャンプの世界を呼び物にする屋内型テーマパークである。「ドラゴンボール」「ワンピース」「ナルト」という週刊少年ジャンプの歴史で最も人気のある 3 作品の世界観を楽しめるアトラクションがある。開館時間：10：00 〜 22：00(最終入場時刻 21：00)。入館料：大人(16 歳以上)1300 円・子供(4 歳〜 15 歳)1000 円。2013 年 7 月現在高い人気によりチケットを入手することができない。

　小田急線・多摩都市モノレールの多摩センター駅から徒歩 5 分のサンリオピューロランドはサンリオのキャラクターが迎え入れてくれる屋内型のテーマパークである。パレードやミュージカルを楽しむことが出来る。「キティの家」に行くことを忘れないように。パスポート：大人(18 歳以上)・4400 円・学生(12 歳〜 17 歳)4000 円・子供(4 歳〜 11 歳)3300 円。開館時間：平日・10：00 〜 17：00・土日、祝日・10：00 〜 18：00. 行く前にあいている曜日・時間を確認してください。

❸
〔解答〕
問 32　3　　問 33　2　　問 34　4　　問 35　1
問 36　2　　問 37　4　　問 38　5　　問 39　1
問 40　3
〔出題者が求めたポイント〕
問 32 〜 35　各選択肢の和訳は以下の通り。
　1　会社が何をしているのか聞く
　2　その状況が不愉快なんだ
　3　他の機会にも目を向けてみようと思う
　4　履歴書を更新してきれいにしなければならなかった
問 36　過去分詞の直後に目的語がないことがら受け身であると考える。ただし、be 動詞と interrogated の間に空欄があることから、現在進行受動態であると考える。
問 37　空欄の直後には副詞句しかないことから受け身であると考える。

問 38　直後からの話題に注目。応募する会社について知るということについて書いてあることから studying を選ぶ。
問 39　be based on A「A に基づいている」
問 40　転職活動についてアドバイスを送っている人を指す。したがって hiring を入れる。
〔全訳〕
J：ずっと転職活動をしていなかったんだけど、いくつかの求人情報を見てるの。
A：君も転職を考えていたんだね。
J：うん、「考える」とまでは言わないけどね。実際には何もしていないから、でも別の会社にも目を向けてみようと思って。
A：じゃあまだ応募はしていないんだよね？君は面接得意そうだな。
J：いや、本当に面接は怖いんだよね。面接という設定がいい気分しないし。特に複数からの面接がね。尋問されてるみたいに感じるわ。
A：そうだね。どの会社も能力のあるエンジニアを探してるから面接官もひるませようとしてるよね。
J：面談にたどり着くまでにもたくさんやらなきゃいけないことがあるよね。
A：そうだね。最後に応募した仕事のために履歴書を更新したり、きれいにしたりね。
J：1 番嫌なのは企業研究だよね。もしあまり詳しくないことに基づいた仕事だったら、何時間も勉強しないといけないもんね。
A：高校の友達が人事部長なんだけど、彼は成功する候補者は会社についてよく知っている状況で面接にくるって言ってたわ。
J：そうだよね。その会社が何をやっているのか尋ねたら、企業研究をやっていないという決定的な証拠になるもんね。

❹
〔解答〕
問 41　4　　問 42　2　　問 43　7　　問 44　7
問 45　5　　問 46　2　　問 47　8　　問 48　6
問 49　8　　問 50　5
〔完成する英文〕
1. It is difficult to find a place to park my car so that I seldom drove to.
2. We never realize how important it is to support our family until we have our own.
3. When you turn twenty, you will be free to dispose of the property.
4. A newly published report says that eating breakfast can help people stay slim.

化　学

解答　28年度

推　薦

❶

〔解答〕

問1　(2)　　問2　(2)　　問3　(6)　　問4　(9)
問5　(7)

〔出題者が求めたポイント〕

原子の構造と周期表，酸化・還元，電気分解，脂肪族化合物（エステル）

〔解答のプロセス〕

問1　(a)　正　$_2$He, $_{10}$Ne, $_{18}$Ar（希ガス）は価電子 0 である。

(b)　誤　周期表の希ガスを除く右上側の元素ほど電気陰性度は大きい。

(c)　正

(d)　誤　同じ電子配置をもつイオンの場合，原子番号が大きくなるほど原子核の正電荷が大きくなるため，電子にはたらく原子核からのクーロン力が大きくなるからイオン半径は小さくなる。

問2　酸化数が増加しているものを選べばよい。

(a)　$\underset{-2}{H_2\underset{}{S}}$ ⟶ $\underset{+4}{\underset{}{S}O_2}$

(b)　$\underset{+6}{H_2\underset{}{S}O_4}$ ⟶ $\underset{+6}{K_2\underset{}{S}O_4}$

(c)　$\underset{+4}{\underset{}{S}O_2}$ ⟶ $\underset{+6}{H_2\underset{}{S}O_4}$

(d)　$\underset{+6}{\underset{}{S}O_3}$ ⟶ $\underset{+6}{H_2\underset{}{S}O_4}$

問3　NaOHaq $\begin{cases} 陰極：2H_2O + 2e^- \longrightarrow H_2\uparrow + 2OH^- \\ 陽極：4OH^- \longrightarrow O_2\uparrow + 2H_2O + 4e^- \end{cases}$

AgNO$_3$aq $\begin{cases} 陰極：Ag^+ + e^- \longrightarrow Ag \\ 陽極：2H_2O \longrightarrow O_2\uparrow + 4H^+ + 4e^- \end{cases}$

CuCl$_2$aq $\begin{cases} 陰極：Cu^{2+} + 2e^- \longrightarrow Cu \\ 陽極：2Cl^- \longrightarrow Cl_2\uparrow + 2e^- \end{cases}$

流れた電子を 1 mol とすれば，

$$(NaOHaq のとき) = \underbrace{1 \times \frac{1}{2}}_{H_2} + \underbrace{1 \times \frac{1}{4}}_{O_2}$$
$$= \frac{3}{4}(mol)$$

$$(AgNO_3aq のとき) = \underbrace{1 \times \frac{1}{4}}_{O_2} = \frac{1}{4}(mol)$$

$$(CuCl_2aq のとき) = \underbrace{1 \times \frac{1}{2}}_{Cl_2} = \frac{1}{2}(mol)$$

問4　(a)　正　分子構造が似ている物質の場合，分子量が大きくなるほど，沸点は高くなる。

(b)　誤　HCl より HF の方が分子量は小さいが，HF

分子間には水素結合がはたらく。

(c)　正　(a)同様

(d)　正　分子量は同じだが，CH$_3$CH$_2$OH（エタノール）は分子間に水素結合がはたらく。

問5　ヨードホルム反応をおこすアルコールは，右図のような構造をもつ（R は炭化水素基または水素原子）。また，銀鏡反応を示すカルボン酸はギ酸のことである。

$$\underset{CH_3}{\overset{\overset{\displaystyle O}{\|}}{H-C-O-CH}}-CH_2-CH_3 + H_2O$$

(7)の選択肢

$$\longrightarrow \overset{\overset{\displaystyle O}{\|}}{H-C-OH} + \underset{\underset{\text{ヨードホルム反応}}{\text{を示す部分}}}{\underset{CH_3}{HO-CH}}-CH_2-CH_3$$

（ギ酸）

❷

〔解答〕

問6　(5)　　問7　(2)　　問8　(7)

〔出題者が求めたポイント〕

溶液の性質（固体の溶解度，凝固点降下）

〔解答のプロセス〕

問6　60℃（溶解度 40 g/100 g 水）の飽和 CuSO$_4$aqX(g) 中は

$$CuSO_4aqX(g) \begin{cases} CuSO_4（溶質）\cdots X \times \dfrac{40}{140}(g) \\ H_2O（溶媒）\cdots X \times \dfrac{100}{140}(g) \end{cases}$$

となる。20℃に冷却し，析出した結晶 CuSO$_4$・5H$_2$O（式量 250）について，

$$25(g) \begin{cases} CuSO_4（式量 160）\cdots 25 \times \dfrac{160}{250} = 16(g) \\ 5H_2O（式量 90）\cdots 25 \times \dfrac{90}{250} = 9(g) \end{cases}$$

以上より，結晶析出後の 20℃ の溶液について，

	はじめ	
CuSO$_4$	$X \times \dfrac{40}{140}$	-16
H$_2$O	$X \times \dfrac{100}{140}$	-9
CuSO$_4$aq	X	-25

これが 20℃で飽和

$$\frac{溶質}{溶液} = \frac{X \times \dfrac{40}{140} - 16}{X - 25} = \frac{20}{100 + 20}$$

$$X = 99.4(g)$$

問7　$CuSO_4 \cdot 5H_2O \longrightarrow CuSO_4 \cdot nH_2O + mH_2O$
　　　（式量250）

$n+m=5$ とする。質量保存の法則より。
（質量減少分）＝（失った水和水の質量）
　　　　　　　＝$10 - 7.12$
　　　　　　　＝$2.88(g)$

上記の係数比より，

$$\frac{10}{250} : \frac{2.88}{18} = 1 : m \qquad m=4$$

$CuSO_4 \cdot 5H_2O$(mol)　H_2O(mol)
よって，$n=5-m=1$。
得られた粉末の化学式は $CuSO_4 \cdot H_2O$。

問8　結晶中の水和水は水に溶解後，溶媒の一部となることに注意する。

$$CuSO_4 \cdot 5H_2O \quad 10\,g \begin{cases} CuSO_4 \cdots 10 \times \frac{160}{250}(g) \\ 5H_2O \cdots 10 \times \frac{90}{250}(g) \end{cases}$$

$$\Delta t = k \times m \begin{cases} \Delta t：凝固点降下度(K) \\ k：モル凝固点降下 \\ m：質量モル濃度(mol/kg) \end{cases}$$

溶解後，$CuSO_4 \longrightarrow Cu^{2+} + SO_4^{2-}$ となるので，

$$\Delta t = k \times \frac{\left(10 \times \frac{160}{250} \times \frac{1}{160}\right) \times 2 (mol)}{\left(100 + 10 \times \frac{90}{250}\right) \times 10^{-3}(kg)}$$

$$= \frac{0.080}{0.1036} k = 0.772\cdots \times k \fallingdotseq 0.77 \times k(K)$$

よって，凝固点(℃)は，
$0 - \Delta t = -0.77 \times k(℃)$

3
〔解答〕
問9　(4)　　問10　(7)　　問11　(6)
〔出題者が求めたポイント〕
脂肪族化合物(分子量の決定)，化学反応と熱，反応の速さと化学平衡
〔解答のプロセス〕
問9　A(1 mol)が二重結合を n mol 有するとすれば，
　　$\boxed{A} + nBr_2 \longrightarrow \boxed{A'}$ （A に Br_2 が付加した化合物）
　　よって，

$0.01 \times \frac{10}{1000} : 0.1 \times \frac{2.0}{1000} = 1 : n$
　$\boxed{A}$(mol)　　Br_2(mol)
∴　$n=2$
A の分子量を M とおくと，反応式より
（A' の分子量）＝$M + 2 \times 160 = M + 320$
また，問題文の条件より，
（A' の分子量）＝$M \times 5 = 5M$
2式を連立して，$M=80$
問10　$C_3H_8(気) + 5O_2(気)$
　　　　　　　＝$3CO_2(気) + 4H_2O(液) + Q$ kJ
とおくと，

（反応熱）＝（生成物の生成熱の和）
　　　　　　－（反応物の生成熱の和）
より，$Q = (3 \times Q_2 + 4 \times Q_1) - Q_3$
　　　　＝$4Q_1 + 3Q_2 - Q_3$(kJ/mol)
（単体の生成熱は0）
問11　$N_2O_4 \rightleftarrows 2NO_2$ の平衡時の物質量について，NO_2 を x mol をおけば，条件より，N_2O_4 は $3x$ mol となるので，

$$K = \frac{[NO_2]^2}{[N_2O_4]} = \frac{\left(\frac{x}{2.0}\right)^2}{\left(\frac{3x}{2.0}\right)} = 0.10(mol/L)$$

整理して，$x(5x-3)=0$
$x>0$ より　$x = \frac{3}{5} = 0.60(mol)$
よって，平衡時の N_2O_4 の物質量は，
　　$0.60 \times 3 = 1.8(mol)$

4
〔解答〕
問12　(2)　　問13　(2)
〔出題者が求めたポイント〕
酸と塩基(pH の計算)，中和反応と塩(Na_2CO_3 の二段滴定)
〔解答のプロセス〕
問12　混合する前の
$$(OH^- の mol) = 2.5 \times 10^{-3} \times \frac{40}{1000} \times 1$$
　　　　　　　＝$1.0 \times 10^{-4}(mol)$
$$(H^+ の mol) = 0.10 \times \frac{10}{1000} \times 1 = 1.0 \times 10^{-3}(mol)$$
よって，H^+ が過剰で，$40 + 10 = 50(mL)$ に残るので，混合後，
$$[H^+] = \frac{1.0 \times 10^{-3} - 1.0 \times 10^{-4}(mol)}{\frac{50}{1000}(L)}$$
　　　　＝$18 \times 10^{-3}(mol/L)$
$pH = 3 - \log_{10}18$
　　＝$3 - \log_{10}2 \times 3^2$
　　＝$3 - \log_{10}2 - 2\log_{10}3$
　　＝1.74
問13　中和点 A までにおこる反応
　　$Na_2CO_3 + HCl \longrightarrow NaHCO_3 + NaCl$ …①
このとき生じた酸性塩である $NaHCO_3$ が，
　　$NaHCO_3 + HCl \longrightarrow NaCl + H_2O + CO_2 \uparrow$ …②
と反応し，中和点 B に達する。
(a)　正
(b)　誤　①式より，Na_2CO_3 と生じた $NaHCO_3$ は等モルなので，滴定に用いた HCl の物質量も等モル。
すなわち，$X = \frac{50}{2} = 25(mL)$ となる。
(c)　正　反応式②より，中和点 B においては酸性酸化物である CO_2 が生じ，一部水に溶解する。煮沸

することで，CO_2 は溶液中から追い出されるため，pH は大きく（塩基性よりに）なる。

(d) 誤　中和滴定する前の Na_2CO_3aq を x mol/L とすると，(b)より，X = 25 mL，①式の係数より，

$$x \times \frac{25}{1000} \quad : \quad 0.10 \times \frac{25}{1000} = 1 : 1$$

Na_2CO_3(mol) 　　　 HCl(mol)

$x = 0.10$(mol/L)

5

〔解答〕

問14 (6)　　問15 (10)　　問16 (4)

〔出題者が求めたポイント〕

気体の性質（ボイルの法則，混合気体の燃焼）

〔解答のプロセス〕

問14　容器Bの容積を V_B(L) とおく。

エタンについて，ボイルの法則より，

$5.0 \times 10^4 \times 2.0 = P_{エタン} \times (2.0 + V_B)$

$P_{エタン} = \dfrac{2.0}{2.0 + V_B} \times 5 \times 10^4$(Pa)　…　①

O_2 について，同様に，

$3.0 \times 10^5 \times V_B = P_{O_2} \times (2.0 + V_B)$

$P_{O_2} = \dfrac{V_B}{2.0 + V_B} \times 3.0 \times 10^5$(Pa)　…　②

$P_{エタン} + P_{O_2} = 2.0 \times 10^5$(Pa)になったことより，

①，②を代入して，$V_B = 3.0$(L)

問15　問14の結果を①，②に代入して，

$\left. \begin{array}{l} P_{エタン} = 2.0 \times 10^4 \text{(Pa)} \\ P_{O_2} = 1.8 \times 10^5 \text{(Pa)} \end{array} \right\}$（コック開けた後）

混合気体においては（物質量比）=（分圧比）なので，

$n_{エタン} : n_{O_2} = P_{エタン} : P_{O_2}$
　　　　　　 $= 2.0 \times 10^4 : 1.8 \times 10^5$
　　　　　　 $= 1 : 9$

問16　混合気体においては，（物質量比）=（分圧比）なので，

$$C_2H_6 + \frac{7}{2} O_2 \longrightarrow 2CO_2 + 3H_2O$$

反応前	2	18	0	0　（$\times 10^4$ Pa）
反応	-2	-7	$+4$	$+6$
反応後	0	11	4	(6)

すべて液体

$P_{H_2O(気)}$ は無視するので，

（全圧）$= P_{O_2} + P_{CO_2} = 15 \times 10^4$
　　　　 $= 1.5 \times 10^5$(Pa)

6

〔解答〕

問17 (4)　　問18 (5)

〔出題者が求めたポイント〕

非金属元素（Cl_2 の発生装置，ハロゲンの反応・性質）

〔解答のプロセス〕

問17 (a) 誤　室温のままで反応がおこらず，加熱することで，酸化マンガン(Ⅳ)が酸化剤としてはたらく。

(b) 正

(c) 正　希硫酸には吸湿作用はない。

(d) 誤　Cl_2 は水と一部反応し，空気より重い気体なので，下方置換により捕集する。

問18 (a) 誤　Cl_2 ではなく HCl が得られる。

$NaCl + H_2SO_4 \longrightarrow NaHSO_4 + HCl \uparrow$

(b) 正　$Cl_2 + H_2O \rightleftarrows HCl + HClO$

次亜塩素酸は次のように酸化剤としてはたらく。

$HCl + H^+ + 2e^- \longrightarrow Cl^- + H_2O$

(c) 誤　ハロゲンの単体の酸化力の強さは

$F_2 > Cl_2 > Br_2 > I_2$ の順なので，Cl_2 は F^- を酸化するほどの酸化力はもたない。

(d) 正　$2KI + Cl_2 \longrightarrow 2KCl + I_2$

生じた I_2 がデンプンと反応し青紫色を呈する。

7

〔解答〕

問19 (1)　　問20 (9)　　問21 (2)　　問22 (6)

〔出題者が求めたポイント〕

芳香族化合物（代表的な化合物の反応・性質，有機物の分離）

〔解答のプロセス〕

問19 (Ⅰ)　$KMnO_4aq$ による側鎖の酸化でカルボキシ基が得られる。

(Ⅱ)　C → D において $-NO_2 \longrightarrow -NH_2$ と変化していることから，Sn による還元とわかる。

(Ⅲ)　D → E において $-NH_2 \longrightarrow -N^+ \equiv NCl^-$ と変化していることから，ジアゾ化とわかる。試薬には亜硝酸ナトリウム $NaNO_2$ を用いる。

問20 (a) 正　ベンゼン環を形成する炭素およびそれに直接結合している炭素は，常に同一平面に固定されている。

(b) 誤　C の p-ニトロトルエンは中性の化合物。

(c) 正　E のようなジアゾニウム塩とナトリウムフェノキシドはジアゾカップリング反応により，アゾ化合物が生成する。

(d) 正

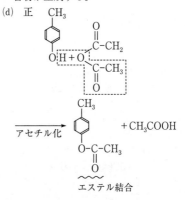

問 21　NaHCO₃aq により，塩 1 となるのは化合物 B である。

$$\text{(B) COOH} + NaHCO_3 \longrightarrow \text{(塩1) COO}^-Na^+ + H_2O + CO_2$$

　B の分離後，NaOHaq により水層へ移行するのは化合物 F である。

$$\text{(F)} \begin{array}{c} CH_3 \\ \text{OH} \end{array} + NaOH \longrightarrow \begin{array}{c} CH_3 \\ O^-Na^+ \end{array} + H_2O$$

　さらに分離後，HClaq により塩 2 となるのは化合物 D である。

$$\text{(D)} \begin{array}{c} CH_3 \\ NH_2 \end{array} + HCl \longrightarrow \text{(塩2)} \begin{array}{c} CH_3 \\ NH_3^+Cl^- \end{array}$$

　以上より，塩 1 は弱酸と強塩基からなる塩なので，加水分解により，OH⁻ を生じるため塩基性を示す。

　また，塩 2 は弱塩基と強酸からなる塩なので，加水分解により，$H_3O^+(H^+)$ を生じるため酸性を示す。

　NaCl は加水分解しないため，中性を示すので，
$$X > Z > Y$$

問 22　(a)　誤　問 21 の解説より，㋐に含まれるのは B。フェノール性ヒドロキシ基をもたないため，塩化鉄(Ⅲ)水溶液による呈色はおこらない。

(b)　誤　問 21 の解説より，㋑に含まれるのは F。

(c)　正　問 21 の解説より，㋒に含まれるのは D。
　　－NH₂ を有するのでサラシ粉水溶液によって，赤紫色に呈色する。

(d)　正　A は中性のため塩にならず，エーテル層に存在する。

8

〔解答〕

問 23　(3)　　問 24　(1)　　問 25　(5)

〔出題者が求めたポイント〕

脂肪族化合物(C_4H_8O の構造決定)

〔解答のプロセス〕

問 23　$C : H : O = \dfrac{66.6}{12} : \dfrac{11.2}{1.0} : \dfrac{22.2}{16}$

　　　　　　　$\fallingdotseq 4 : 8 : 1$

　よって，分子式($C_4H_8O)_n$(分子量 $72n$)

　$72n \leqq 120$ であることより，$n = 1$。

問 24　記述 2 より A はアルデヒド基をもち，記述 1 より枝分かれ構造をもたない化合物なので，

$$CH_3-CH_2-CH_2-C-H$$
$$\qquad\qquad\qquad\quad \| \atop O$$

と決まる。また，記述 2，3 より B はアルコールの酸化により得られ，フェーリング反応が陰性であったことより，ケトンとわかり，

$$CH_3-CH_2-C-CH_3$$
$$\qquad\qquad \| \atop O$$

と決まる。よって，アルコール C は

$$\begin{array}{c} C-C-C^*-C \\ | \\ OH \end{array} \left(\begin{array}{l}\text{炭素骨格のみ示す。} \\ \text{C*は不斉炭素原子。}\end{array}\right)$$

炭化水素 D は C を脱水して得られる。

$$\begin{array}{c} C-C-C-C \\ \boxed{H\ OH\ H} \\ ①\quad\quad② \end{array}$$

①で脱水 → $C-C=C-C$　(シス・トランスあり…$\boxed{D}$)

②で脱水 → $C-C=C=C$　(シス・トランスなし)

　E に H₂ を 1:1 で付加して D が得られることより，E は三重結合をもつ。

$$\underset{(E)}{C-C\equiv C-C} + H_2 \longrightarrow \underset{(D)}{C-C=C-C}$$

　E に H₂O を付加すると不安定な化合物を経て，B となる。

$$C-C\equiv C-C \xrightarrow{H_2O} \begin{array}{c} C-C=C-C \\ | \ | \\ H\ OH \end{array}$$
$$\text{(不安定)}$$

$$\xrightarrow{転位} \begin{array}{c} C-C-C-C \\ \| \\ O \end{array}$$
$$\text{(B)}$$

問 25　(a)　誤　化合物 C は C* を有する。

(b)　正　A はアルデヒドなので酸化され，カルボン酸となる。カルボン酸は NaHCO₃aq と次のように反応する。

$$R-COOH + NaHCO_3$$
$$\longrightarrow R-COONa + H_2O + CO_2 \uparrow$$

(c)　誤　クメン法の副生成物として得られるのはアセトン(分子式 C_3H_6O)。

(d)　正　B を還元して得られるアルコール C は分子式 $C_4H_{10}O$。この構造異性体として考えられるエーテルは次の 3 種。

$$C-C-C-O-C \qquad C-C-O-C-C$$

$$\begin{array}{c} C \\ | \\ C-C-O-C \end{array} \text{(炭素骨格のみ示す。)}$$

平成27年度

問 題 と 解 説

英　語

問題

27年度

【 1 】次の英文（2014 年 3 月 14 日付のある新聞記事）を読んで，**問１～問２０に**答えよ。番号①～⑦はパラグラフを示す。　　　　　　　　　　　　　（４０点）

① African elephants can *differentiate between human languages and (＿＿A＿＿), a skill they have *honed to survive in the wild, researchers said March 10.　The study suggests elephants, already known to be intelligent creatures, are even more *sophisticated than previously believed when it comes to (＿＿B＿＿).　African elephants are the largest land animals on Earth and are considered a *vulnerable species due to *habitat loss and illegal hunting for their *ivory tusks.

　（*注　differentiate：区別する　　hone：～を鋭敏にする　　　　sophisticated：洗練された　　　vulnerable：被害を受けやすい　　　habitat：生息地　　　ivory tusks：象牙）

② Researchers played recordings of human voices for elephants at Amboseli National Park in Kenya to see (＿＿C＿＿), according to a report in the *Proceedings of the National Academy of Sciences.　Some of the voices were from local *Maasai men, a group that *herds cattle and sometimes comes into conflict with elephants over access to water and *grazing space.　Occasionally, (＿＿D＿＿), and *vice-versa.

　[1] But when elephants heard females, boys, or adult male *Kamba speakers, they did not show concern.

　[2] Other recorded voices were from *Kamba men, who tend to be farmers or employees of the national park, and who rarely represent a danger to elephants.

　[3] Still other voices tested on the elephants included female Maasai speakers and young boys.　All were saying the same phrase: "Look, look over there, a group of elephants is coming."

　[4] When elephants heard the adult male Maasai voices, they tended to gather together, start investigative smelling with their trunks, and move cautiously away.

　（*注　Proceedings of the National Academy of Sciences：米科学アカデミー紀要

Maasai：［アフリカの］マサイ族　　herd：〜の番をする　grazing：草を食べる
vice-versa：その逆もまた同じ　Kamba：［アフリカの］カンバ族 ）

③ "The ability to distinguish between Maasai and Kamba men delivering the same phrase in their own language suggests that elephants can (___X___) between different languages," said co-author Graeme Shannon, a visiting fellow in psychology at the University of Sussex. That is not the same as understanding what the words mean, but still shows that elephants can *decipher the more *sing-songy Maasai language from the Kamba *tongue, perhaps based on *inflections, use of *vowels, and other *cues.
　(*注　decipher：区別して理解する　sing-songy：単調なリズムの　tongue = language　inflections：抑揚　vowels：母音　cues：手がかり)

④ "It is very sophisticated what the elephants are doing," said Keith Lindsay, a *conservation biologist and member of the scientific advisory committee of the Amboseli Elephant Research Project.　"A lot of animals will *take flight at just the general threat posed by people, but a smart animal doesn't do that," he said. "Their response to hearing Maasai men (____1____) was to be alert, to move away, but not to run away in total fear," added Lindsay, who was not (____2____) in the study.　"It is (____3____) that elephants are capable of thinking, of recognizing that if Maasai men are talking, they are not likely to be (____4____) because if they were hunting, they would be quiet."
　(*注　conservation：自然保護　take flight：逃げる)

⑤　Elephant groups with older *matriarchs in their midst did best at (____5____) the threat from different speakers, further *bolstering the presumed role of learning in the animals' behavior.　The elephants also did not act the same way as they did when recordings of lions were (____6____), as was shown in a previous study.　In those scenarios, they *bunched together so that *juveniles—those most at risk from a lion attack—were in the center, and moved toward the sounds as if to scare the lion away.
　(*注　matriarchs：首領格の女性（雌）　bolster：〜を強化する　bunch：一団

になる　　juveniles：若い象たち)

⑥　When it comes to recognizing people, elephants may not be alone in this ability. Other research has suggested that wild *bottlenose dolphins in Brazil have become so familiar (　Y　) humans that they engage in cooperative hunting (　Y　) *artisanal fisherman.　*Great apes, crows and even *prairie dogs have also been shown to differentiate between humans on some level.

（*注　bottlenose dolphins：バンドウイルカ　　artisanal：職人的技量をもった great apes：大型類人猿　prairie dogs：プレーリードッグ)

⑦　A separate study published last month in the journal PLOS ONE showed elephants even have specific alarm calls for when humans are near, suggesting the relationship between people and elephants has reached a troubling point and that conservation efforts are more important than ever.　"We have become a formal (　Z　) of the elephants," said Lori Marino, an expert on animal intelligence at Emory University. "They can not only make some distinctions between us, but we are now on their list of species to watch out for."

問1〜問4：第①〜②パラグラフ中の（　A　）〜（　D　）に入れるべき最も適切な表現を次から選び, その番号をマークせよ。各表現は1回ずつ使用せよ。

　　1. elephants are killed in clashes with Maasai men

　　2. how they would respond

　　3. move away from those considered a threat

　　4. understanding human dangers

　問1：（　A　）に入れるべき表現はどれか。

　　　　　　　　　　　　　　　　マーク式解答欄　　1

　問2：（　B　）に入れるべき表現はどれか。

　　　　　　　　　　　　　　　　マーク式解答欄　　2

問3：(　　C　　) に入れるべき表現はどれか。

マーク式解答欄　3

問4：(　　D　　) に入れるべき表現はどれか。

マーク式解答欄　4

問5：第①パラグラフ中の | due to | の最も適切な同義語句を次から選べ。

　　　　1. in search of　　　　2. judging from

　　　　3. on account of　　　　4. with respect to

マーク式解答欄　5

問6〜問9：第②パラグラフ中に順不同で置かれた [1] 〜 [4] の英文を，前後の意味が十分通じるように最も適切な順番に並べ替え，その番号（1〜4）をマークせよ。各英文は1回ずつ使用せよ。

　　　　問6：1番目に来る英文はどれか。

マーク式解答欄　6

　　　　問7：2番目に来る英文はどれか。

マーク式解答欄　7

　　　　問8：3番目に来る英文はどれか。

マーク式解答欄　8

　　　　問9：4番目に来る英文はどれか。

マーク式解答欄　9

問10：第③パラグラフ中の (　　X　　) に入れるべき最も適切な語を次から選べ。

　　　　1. describe　　　2. devote　　　3. discriminate　　　4. disturb

マーク式解答欄　10

問11～問16：第④～⑤パラグラフ中の（＿＿1＿＿）～（＿＿6＿＿）に入れるべき最も適切な語を次から選べ。各語は1回ずつ使用せよ。

1. assessing   2. hunting   3. involved

4. played   5. suggesting   6. talking

問11：（＿＿1＿＿）に入れるべき語はどれか。

マーク式解答欄 11

問12：（＿＿2＿＿）に入れるべき語はどれか。

マーク式解答欄 12

問13：（＿＿3＿＿）に入れるべき語はどれか。

マーク式解答欄 13

問14：（＿＿4＿＿）に入れるべき語はどれか。

マーク式解答欄 14

問15：（＿＿5＿＿）に入れるべき語はどれか。

マーク式解答欄 15

問16：（＿＿6＿＿）に入れるべき語はどれか。

マーク式解答欄 16

問17：第⑤パラグラフ中の the sounds が意味する具体的内容は何か。最も適切なものを次から選べ。

1. 危険な動物を威嚇するための合成音
2. 小象たちの怯えた鳴き声
3. マサイ族が狩りのときに出す大声
4. 録音されたライオンの声

マーク式解答欄　１７

問18：第⑥パラグラフ中の（　Y　）に入れるべき最も適切な語を次から選べ。

1. for　　　　2. on　　　　3. to　　　　4. with

マーク式解答欄　１８

問19：第⑦パラグラフ中の（　Z　）に入れるべき最も適切な語を次から選べ。

1. brother　　2. enemy　　3. family　　4. friend

マーク式解答欄　１９

問20：第⑦パラグラフ中の下線部 we are now on their list of species to watch out for の和訳として最も適切なものを次から選べ。

1. 我々人間は，今や象たちを警戒すべき動物種リストに含めるようになった。
2. 我々人間は，今では象たちから見て用心すべき動物種の中に入れられている。
3. 我々人間は，現在，象の特殊な生態の観察を行っている。
4. 我々人間は，今日，様々な動物種を監視するという任務を負っている。

マーク式解答欄　２０

【 2 】次の英文を読んで, **問21～問34**に答えよ。番号①～⑦はパラグラフを示す。　　　　　　　　　　　　　　　　　　　　　　　　　（28点）

① We know that we are powerfully influenced by first impressions—rightly or wrongly. For instance, have you ever taken a test, picked an answer, and then thought about changing it—but didn't? If so, you're not alone. Most people tend to *stick with their first answers. Three out of four college students, for instance, believe it is better to stick with their initial answer on a test rather than change it to one they think might be correct. Many college professors believe this as well. In one survey, only 16 percent of professors said they believed that changing an answer would improve a student's score; most believed that doing so would probably lower test scores. (1) those in the test-preparation industry seem to believe this. *Barron's *How to Prepare for the *SAT*, for instance, *admonishes students, under "*Tactic No. 12," not to change answers *capriciously. "In such case, *more often than not, students change right answers to wrong ones."

　(*注　stick with：～に固執する　Barron's … *SAT*：「バロンの教育シリーズ」の試験対策本　　SAT：Scholastic Assessment Test の略。アメリカの大学進学適性試験　　　admonish：忠告する　　　tactic：方策　　capriciously：気まぐれにmore often than not：大抵)

② (2), as is often the case in life, the majority is wrong. More than seventy years of research on answer changing shows that most answer changes are from wrong to right, and that most people who change their answers on a test improve their scores. This is true (3) the type of test involved: multiple-choice or true-false, timed or not. One comprehensive review examined thirty-three studies of answer changing. In not one were test takers *hurt, on average, by changing their answers.

　(*注　hurt：損害を被る)

③ And yet the *myth of sticking with first answers persists to this day. Studies have shown that even after students are told of the research on answer changing, they (4) tend to stick with their first answers.

(*注　myth：神話)

④ "The fact that (a lot of; is; isn't; that; to; true; very surprising) people," says Justin Kruger, a professor at New York University's Stern School of Business who has extensively studied people's first *instincts. "It's really *counterintuitive to educators and students and test takers themselves. People generally have this *lay belief that as a general rule you should stick with your first instinct.　And the fact of the matter is there isn't a lot of evidence to support that."

(*注　instincts：直感　　counterintuitive：直感に反する　　lay：専門家でない人の)

⑤ What there is an increasing amount of evidence to support is the subtle but powerful role in our decision making that is played by emotions, especially the emotion of regret.　We have all faced situations that produced outcomes we regret: bad marriages, *bum cars, *real estate we couldn't *unload.　But some of the choices we make produce more regret than others; and the difference in levels of regret helps explain why we often *cling so tightly to our first instincts.

(*注　bum：ろくでもない　　real estate：不動産　　unload：処分する　　cling：執着する)

⑥ As a general principle, people feel more responsible for their *actions* than they do for their *inactions*.　If we are going to *err at something, we (act; by; err; failing; rather; to; would).　That's because we tend to view inaction as a passive event—we didn't *do* anything.　And since we didn't do anything, we feel less responsible for the outcome that follows.　This was illustrated in a series of experiments conducted by Kruger and his colleagues.　They looked at the test-taking practices of more than sixteen hundred college students.　Not surprisingly, the researchers found what others before them have found: test takers who changed their answers usually improved their score.　In fact, when all the changed answers were counted and analyzed, changes from wrong to right *outnumbered changes from right to wrong by a margin of two to one.

(*注　err：間違う　　outnumber：数において勝る)

⑦ But more important is what the students revealed in follow-up interviews: the prospect of changing a right answer to a wrong one filled them with much more regret than the prospect of *failing* to change a wrong answer to a right one.　In short, doing nothing was less regrettable than doing something—even though, in both cases, they'd end up with the (　5　) answer.　(後略)

問２１：第①パラグラフ中の this はどのような内容を差し示すか。最も適切なものを次から選べ。

　1.　It is better not to change initial answers on a test.
　2.　Students should change their initial answer to one they think might be correct.
　3.　To stick with initial answers would lower the test score.
　4.　We are powerfully influenced by first impressions.

マーク式解答欄　２１

問２２：第①パラグラフ中の（　1　）に入れるべき最も適切な語を次から選べ。

　1. Beside　　　　　2. Even　　　　　3. However　　　　　4. Only

マーク式解答欄　２２

問２３：第②パラグラフ中の（　2　）に入れるべき最も適切な語を次から選べ。

　1. Also　　　　　2. But　　　　　3. Therefore　　　　　4. While

マーク式解答欄　２３

問２４：第②パラグラフ中の（　3　）には「～には関係なく」という意味の語句が入る。（　3　）に入れるべき最も適切な語句を次から選べ。

1. according to　　2. depending upon　3. deprived of　　4. regardless of

マーク式解答欄　２４

問２５：第③パラグラフ中の ｜persists｜ の意味として最も適切なものを次から選べ。

1. 主張する　　　2. 証明する　　　3. 存続する　　　4. 反対する

マーク式解答欄　２５

問２６：第③パラグラフ中の（　4　）に入れるべき最も適切な語を次から選べ。

1. can　　　　　2. never　　　　3. should　　　　4. still

マーク式解答欄　２６

問２７～問２８：　第④パラグラフ中の下線部 The fact that (a lot of;　is;　isn't;　that;　to;　true;　very surprising) people の（　）内の語（句）を，下線部全体が次の日本語に相当するように並べ替えた時，（　）内で前から２番目と５番目に来る最も適切な語（句）の番号を答えよ。

「それが本当ではないという事実は多くの人々にとって大きな驚きだ。」

1. a lot of　　　2. is　　　3. isn't　　　4. that
5. to　　　　　6. true　　　7. very surprising

問２７：前から２番目に来る語（句）はどれか。

マーク式解答欄　２７

問２８：前から５番目に来る語（句）はどれか。

マーク式解答欄　２８

問２９：第⑤パラグラフ中の　regret　の意味として最も適切なものを次から選べ。

1. a feeling of anger to something or other people
2. a feeling of loving toward something or other people
3. a feeling of sadness over something that has been done
4. a feeling of satisfaction over something that people have done

マーク式解答欄　２９

問３０～問３１：第⑥パラグラフ中の下線部 we(act;　by;　err;　failing;　rather; to;　would) の（＿）内の語を，下線部全体が次の日本語に相当するように並べ替えた時，（＿）内で前から２番目と５番目に来る最も適切な語の番号を答えよ。

「私たちはむしろ行動しないことによって間違う方がよい。」

1. act　　　　2. by　　　　3. err　　　　4. failing
5. rather　　　6. to　　　　7. would

問３０：前から２番目に来る語はどれか。

マーク式解答欄　３０

問３１：前から５番目に来る語はどれか。

マーク式解答欄　３１

問３２：第⑥パラグラフ中の　illustrated　に最も近い意味の語を次から選べ。

1. decided　　　2. demonstrated　　　3. denied　　　4. determined

マーク式解答欄　３２

問３３：第⑦パラグラフ中の｜them｜は何を差し示すか。最も適切なものを次から選べ。

1. interviews　　2. researchers　　3. students　　　4. tests

マーク式解答欄　３３

問３４：第⑦パラグラフ中の（　5　）に入れるべき最も適切な語を次から選べ。

1. changing　　2. important　　3. right　　　4. wrong

マーク式解答欄　３４

【 3 】次の日本文に相当する英文に関して，**問３５～問４２**に答えよ。（１６点）

　日本のキオスクやコンビニエンスストア，薬局には，ありとあらゆる種類の「スタミナドリンク」があふれている。「栄養ドリンク」とも呼ばれるこうしたドリンク剤は，日本では好調な業界である。

　瓶入りのこうしたドリンク剤は，長い職場の一日を乗り切るために，追加のエネルギー補給を必要とするビジネスマンたちが，男女を問わず購入していく。「医薬品」飲料の中には，薬局でしか販売できないものもある。ある売れ筋の商品には，さまざまな薬草や牛の胆のうエキスが入っている。

　その他の飲料は，規制対象の成分を含んでおらず，どこでも売ることができる。多くは有機酸タウリンやビタミンB群を含んでいる。タウリンは速い速度で脂肪をエネルギーに変換するとされている。タウリンは素早い回復をもたらすが，効果は短時間である。また肝臓にも良いとされ，二日酔いに苦しむ人に効くとされている。しかし，こうしたドリンク剤の多くは，カフェインが主要成分である。これは日本の企業戦士たちが，毎晩，眠らずに何時間も残業するのに役立っている。

　市場は急速に分化している。中高年向けには今，ヤクルトの「タフマン」シリーズが出ている。健康志向派には，ロイヤルゼリーのような成分を含むドリンク剤がある。

　こうしたドリンク剤はみな，働き者の日本人に売れる何かがある。働き者たちが短期間生き残るには役立つかもしれないが，日本が「過労死」（働き過ぎによる死）という単語を世界共通語に寄贈したことを忘れるべきではない。過労死のリスクを軽減するエネルギー補給ドリンクは，まだだれも発明していない。

　　Japan's kiosks, convenience stores, and pharmacies are filled with "stamina drinks" of all varieties. Also called "nutrition beverages", these drinks are a booming industry in Japan.

　　These bottled drinks are bought by businessmen and businesswomen who need an extra bit of energy to get through the long workday. (　A　) pharmacies. One of these bestsellers contains a variety of herbs and extract from the gall bladders of cows.

　　Other drinks do not contain controlled ingredients and can be sold anywhere. Most contain the organic acid taurine and the B vitamins. Taurine (　B　) a faster rate. This provides an instant pick-up, which lasts only a short time. It is also supposed to help the liver, which is a boon for those suffering from a hangover. The main ingredient of many of these drinks, however, is caffeine. (　C　) hours of overtime every day.

The market is dividing rapidly. For the middle-aged, there is now Yakult's "Toughman" series. For the health-conscious, there are drinks with ingredients like royal jelly.

All of these drinks have something to offer the hard-working Japanese. While the drinks may help these workers survive in the short term, they should remember one of Japan's contributions to world vocabulary: *karoshi*, death from overwork. (　D　) reduce that risk yet.

問３５〜問４２：英文中の（　A　）〜（　D　）に入れるべき表現を完成せよ。下の [　　] 内に与えられた語（句）をすべて１回ずつ使用し，並べ替えよ。その時，各（　）内で前から２番目と５番目にくる最も適切な語（句）を次の１〜７から選べ。ただし文頭に来る語（句）も小文字にしている。

問３５〜問３６：（　A　）に入れるべき語（句）

[1. be　　2. can only　　3. in　　4. of　　5. sold　　6. some

　7. the "medical" drinks]

問３５：（　A　）で前から２番目に来る語（句）はどれか。

マーク式解答欄　３５

問３６：（　A　）で前から５番目に来る語（句）はどれか。

マーク式解答欄　３６

問３７〜問３８：（　B　）に入れるべき語（句）

[1. at　　2. change　　3. energy　　4. fat　　5. is　　6. supposed to　　7. to]

問３７：（　B　）で前から２番目に来る語（句）はどれか。

マーク式解答欄　３７

問３８：（　　B　　）で<u>前から５番目</u>に来る語（句）はどれか。

マーク式解答欄　３８

問３９〜問４０：（　　C　　）に入れるべき語（句）

[<u>1. awake　　2. do　　3. helps　　4. samurai-workers　　5. stay　　6. this</u>

<u>7. to</u>]

問３９：（　　C　　）で<u>前から２番目</u>に来る語（句）はどれか。

マーク式解答欄　３９

問４０：（　　C　　）で<u>前から５番目</u>に来る語（句）はどれか。

マーク式解答欄　４０

問４１〜問４２：（　　D　　）に入れるべき語（句）

[<u>1. an energy　　2. come up with　　3. drink　　4. has　　5. no　　6. one　　7.to</u>]

問４１：（　　D　　）で<u>前から２番目</u>に来る語（句）はどれか。

マーク式解答欄　４１

問４２：（　　D　　）で<u>前から５番目</u>に来る語（句）はどれか。

マーク式解答欄　４２

【4】問43～問50：下の枠内に順不同で与えられた語（句）（セミコロンで区切られている）をすべて1回ずつ使用して，次の各日本文を英訳するとき，下線を引いた語（句）はどの（＿＿＿）に入れるのが最も適切か。該当する（＿＿＿）内の番号をマークせよ。 （16点）

1．「彼らは美術品の収集に大いに力を入れた。」

They (1)(2)(3)(4)(5)(6)(7) of art.

collecting;　　deal of;　　effort;　　a great;
into;　　put;　　works

問43：collecting を入れるべき（＿＿＿）の番号はどれか。

マーク式解答欄　43

問44：a great を入れるべき（＿＿＿）の番号はどれか。

マーク式解答欄　44

2．「彼が残した日記から，彼の心情がどう変化していたのかを読み取ることができた。」

Through (1)(2), (3)(4)(5)(6)(7) (8)(9) changed.

had;　　he left;　　his emotions;　　how;　　it;
possible;　　the diaries;　　to see;　　was

問45：he left を入れるべき（＿＿＿）の番号はどれか。

マーク式解答欄　45

問46：his emotions を入れるべき（＿＿＿）の番号はどれか。

マーク式解答欄　46

問47：<u>to see</u> を入れるべき（＿＿＿＿）の番号はどれか。

マーク式解答欄　47

3．「この医療制度の変更によって，高齢者の医療費負担が急激に増えることだろう。」

With（　1　）（　2　）（　3　）（　4　），（　5　）（　6　）（　7　）（　8　）（　9　）rapidly.

| expenses; | health care system; | increase; | medical; | of; |
| of the aged; | the change; | | this; | will |

問48：<u>health care system</u> を入れるべき（＿＿＿＿）の番号はどれか。

マーク式解答欄　48

問49：<u>the change</u> を入れるべき（＿＿＿＿）の番号はどれか。

マーク式解答欄　49

問50：<u>will</u> を入れるべき（＿＿＿＿）の番号はどれか。

マーク式解答欄　50

化 学

問題

27年度

必要があれば，次の数値を用いよ。

原子量： H＝1.0， C＝12， N＝14， O＝16， Na＝23， K＝39，
Mn＝55， I＝127
アボガドロ定数：6.02×10^{23} /mol
気体定数：8.3×10^3 Pa·L/(K·mol)
ファラデー定数：9.65×10^4 C/mol
セルシウス温度目盛りのゼロ点　0 ℃：273 K

---

1 次の問い（**問1～問6**）に答えよ。 （29点）

問1 次の記述のうち，正しいもののみをすべて含む組み合わせはどれか。

マーク式解答欄 **1**

(a) すべての原子は，陽子，電子，中性子からできている。
(b) $^{12}C, ^{13}C, ^{14}C$ の原子は，それぞれ異なる数の電子を含む。
(c) ホウ素原子と窒素原子の不対電子の数は等しい。
(d) O^{2-}のイオン半径は，Na^+のイオン半径より大きい。

(1) [(a), (b)]　　(2) [(a), (c)]　　(3) [(a), (d)]
(4) [(b), (c)]　　(5) [(b), (d)]　　(6) [(c), (d)]
(7) [(a), (b), (c)]　(8) [(a), (b), (d)]　(9) [(a), (c), (d)]
(10) [(b), (c), (d)]

問2 次の図は周期表の一部である。1つの区分はそれぞれ1つの元素を表し，**ア**は1族，第1周期の元素である。次の記述のうち，正しいもののみをすべて含む組み合わせはどれか。

マーク式解答欄 **2**

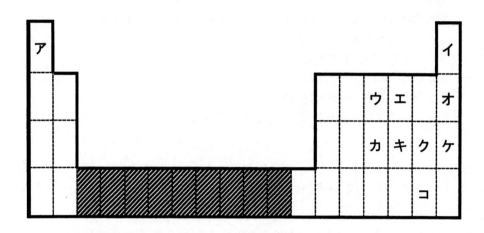

(a) イ，オ，ケの単体のうち，最も沸点が低いのはイである。

(b) カ，エ，クの単体は，いずれも常温，常圧で気体である。

(c) ウ，キ，コの原子の水素化合物の水溶液は，いずれも酸性を示す。

(d) 斜線の区分の元素は，いずれも金属元素である。

(1) [(a)]   (2) [(b)]   (3) [(c)]

(4) [(d)]   (5) [(a), (b)]   (6) [(a), (c)]

(7) [(a), (d)]   (8) [(b), (c)]   (9) [(b), (d)]

(10) [(c), (d)]

問3 次の記述のうち，正しいもののみをすべて含む組み合わせはどれか。

マーク式解答欄 3

(a) 塩酸にマグネシウム片を入れると，水素を発生する。
(b) 濃硫酸を水に溶かすと，多量の熱を発生する。
(c) 硝酸は強い還元作用を示す。
(d) 十酸化四リンを水に加えて加熱すると，リン酸が得られる。

(1) [(a),(b)]   (2) [(a),(c)]   (3) [(a),(d)]
(4) [(b),(c)]   (5) [(b),(d)]   (6) [(c),(d)]
(7) [(a),(b),(c)]   (8) [(a),(b),(d)]   (9) [(a),(c),(d)]
(10) [(b),(c),(d)]

問4 水溶液 **A**〜**C** は，H_2SO_4，K_2CrO_4，HCl のいずれか1つの水溶液である。これらの溶液について，**情報1，2** が得られている。次の記述のうち，正しいもののみをすべて含む組み合わせはどれか。

マーク式解答欄 4

情報1 水溶液 **A**〜**C** にそれぞれ Pb^{2+} を加えると，いずれも沈殿を生じたが，水溶液 **A** と **B** から生じた沈殿は同じ色であった。
情報2 水溶液 **A**〜**C** にそれぞれ Ba^{2+} を加えると，水溶液 **A** と **C** のみから沈殿を生じたが，沈殿の色は異なっていた。

(a) 水溶液 **A** に Cu^{2+} を加えると，黒色の沈殿を生じる。
(b) 水溶液 **B** に Ca^{2+} を加えると，白色の沈殿を生じる。
(c) 水溶液 **C** に Ag^+ を加えると，赤褐色（暗赤色）の沈殿を生じる。

(1) [(a)]   (2) [(b)]   (3) [(c)]
(4) [(a),(b)]   (5) [(a),(c)]   (6) [(b),(c)]
(7) [(a),(b),(c)]

問5 次の図はアルミニウムとその化合物の反応を示している。次の記述のうち，正しいもののみをすべて含む組み合わせはどれか。

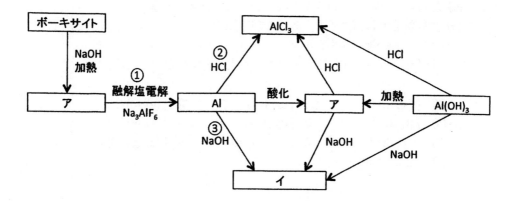

(a) 化合物**ア**は，ルビーやサファイアの主成分である。
(b) ①の反応では，陰極にアルミニウムの単体が生成する。
(c) ②と③の反応では，いずれの場合も水素が発生する。
(d) 化合物**イ**の水溶液は錯イオンを含み，青色を示す。

(1) [(a),(b)] (2) [(a),(c)] (3) [(a),(d)]
(4) [(b),(c)] (5) [(b),(d)] (6) [(c),(d)]
(7) [(a),(b),(c)] (8) [(a),(b),(d)] (9) [(a),(c),(d)]
(10) [(b),(c),(d)]

問6 次の物質のうち, 固体が分子結晶として存在しているもののみをすべて含む組み合わせはどれか。

マーク式解答欄　**6**

(a) 二酸化炭素　　**(b)** ヨウ化カリウム　　**(c)** ヨウ素
(d) ナフタレン　　**(e)** 二酸化ケイ素　　**(f)** アルミニウム

(1)　[(a), (b), (c)]　　(2)　[(a), (b), (d)]　　(3)　[(a), (c), (d)]
(4)　[(a), (c), (e)]　　(5)　[(a), (c), (f)]　　(6)　[(b), (c), (d)]
(7)　[(b), (c), (e)]　　(8)　[(b), (d), (e)]　　(9)　[(c), (d), (e)]
(10)　[(c), (d), (f)]

2 次の問い (問7～問10) に答えよ。 (22点)

問7 化合物 A の 5.0 mol/L 水溶液を用いて, 質量パーセント濃度 15% の A の水溶液 (密度は 1.0 g/cm³ とする) を 200 mL 調製したい。化合物 A の分子量を M とすると, A の 5.0 mol/L 水溶液の必要量 [mL] を表す式として正しいものはどれか。

マーク式解答欄 **7**

(1) $\dfrac{1000M}{3}$ 　　(2) $\dfrac{2000M}{3}$ 　　(3) $6000M$

(4) $3000M$ 　　(5) $\dfrac{3000}{M}$ 　　(6) $\dfrac{6000}{M}$

(7) $\dfrac{300}{M}$ 　　(8) $\dfrac{M}{6000}$

問8 60 ℃の硝酸カリウム飽和水溶液 100 g を 35 ℃に冷却したところ，30 g の硝酸カリウムが析出した。35 ℃における硝酸カリウムの溶解度〔g/100 g 水〕はいくらか。最も近い値を選べ。ただし，60 ℃における硝酸カリウムの溶解度〔g/100 g 水〕を 110 とする。

マーク式解答欄　**8**

(1) 27　　　　(2) 32　　　　(3) 37　　　　(4) 42

(5) 47　　　　(6) 52　　　　(7) 57　　　　(8) 62

問9　物質 1 mol を多量の溶媒に溶かしたときに発生または吸収する熱量を溶解熱という。水酸化ナトリウムを水に溶解したとき，次の熱化学方程式が成り立つ。

NaOH (固) ＋ aq ＝ NaOH aq ＋ 45 kJ

　水酸化ナトリウム **8.0 g** を水に溶かして水酸化ナトリウム水溶液 **500 g** を調製した。このとき，時間に対する水温の変化を測定すると下図のような変化を示した。図中の温度 T は容器から熱が逃げないと仮定した場合に到達する水温である。温度 T〔°C〕はいくらか。最も近い値を選べ。ただし，水溶液の比熱を **4.2 J/(g·K)** とする。

マーク式解答欄　**9**

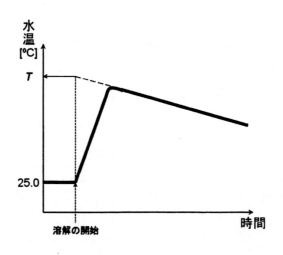

(1)　25.4　　　　(2)　26.3　　　　(3)　27.2　　　　(4)　28.5
(5)　29.3　　　　(6)　30.6

問10 下の図は，仮想の1価のカルボン酸 R-COOH の0.10 mol/L水溶液 50 mL を水酸化ナトリウム NaOH の 0.10 mol/L 水溶液で中和滴定したときの滴定曲線である。次の記述のうち，正しいもののみをすべて含む組み合わせはどれか。必要ならば，水のイオン積 $K_w= 1.0 \times 10^{-14}$ (mol/L)^2, $\log_{10}2 = 0.30$, $\log_{10}3 = 0.48$, $\log_{10}5 = 0.70$ として計算せよ。

マーク式解答欄 **10**

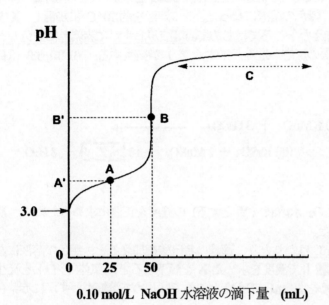

0.10 mol/L NaOH 水溶液の滴下量 (mL)

(a) カルボン酸 R-COOH の電離定数 K_a は，1.0×10^{-5} mol/L である。
(b) A 点の pH (A'の値) は **4.5** である。
(c) B 点の pH (B'の値) は **8<B'<9** である。
(d) C の範囲の溶液には，緩衝作用がある。

(1) [(a), (b)]　　(2) [(a), (c)]　　(3) [(a), (d)]
(4) [(b), (c)]　　(5) [(b), (d)]　　(6) [(c), (d)]
(7) [(a), (b), (c)]　(8) [(a), (b), (d)]　(9) [(a), (c), (d)]
(10) [(b), (c), (d)]

3 次の**実験**Ⅰ，Ⅱに関する問い（**問11〜問13**）に答えよ。　（16点）

実験Ⅰ

　ある過マンガン酸カリウム $KMnO_4$ 水溶液（**X**とする）の濃度を正確に求めるために，次の酸化還元滴定を行った。

　シュウ酸二水和物 $(COOH)_2 \cdot 2H_2O$ を正確に **0.252 g** はかりとり，適量の(A)希硫酸に溶かしたところ，無色の溶液になった。この溶液を約 **70℃** に加温し，**X** を滴下すると，**40 mL** 加えたところではじめて(B)溶液がわずかに赤紫色に着色した。なお，この滴定では次の反応が進み，気体（**ア**）が発生する。 **(i), (ii), (iii)** は係数である。

$$(i)\,(COOH)_2 + (ii)\,KMnO_4 + 3\,H_2SO_4 \longrightarrow$$
$$(iii)\,K_2SO_4 + 2\,MnSO_4 + 10\,\boxed{\text{ア}} + 8\,H_2O$$

実験Ⅱ

　ある過酸化水素 H_2O_2 水溶液（**Y**とする）の濃度を正確に求めるために，次の酸化還元滴定を行った。

　(C)**Y** を正確に **10 mL** はかりとり，適量の希硫酸を加えると，無色の溶液になった。この溶液に，**実験Ⅰ** で濃度を求めた **X** を滴下すると，気体（**イ**）を発生しながら反応が進み，**X** を **20 mL** 加えたところではじめて溶液がわずかに赤紫色に着色した。

問11 **実験Ⅰ** に関する次の記述のうち，正しいもののみをすべて含む組み合わせはどれか。

マーク式解答欄　**11**

(a) この滴定の反応では，シュウ酸 $(COOH)_2$ は酸化剤としてはたらいている。
(b) 下線部 **(A)** の希硫酸は，しばしば希塩酸や希硝酸で代用される。
(c) 下線部 **(B)** の着色は，Mn^{2+} イオンが生成したことによる。
(d) アは，直線形の無極性分子である。

(1)　[(a)]　　　　(2)　[(b)]　　　　(3)　[(c)]
(4)　[(d)]　　　　(5)　[(a), (b)]　　(6)　[(a), (c)]
(7)　[(a), (d)]　　(8)　[(b), (c)]　　(9)　[(b), (d)]
(10)　[(c), (d)]

問12　実験Ⅱ に関する次の記述のうち，正しいもののみをすべて含む組み合わせはどれか。

(a) この滴定の反応では，H_2O_2 は酸化剤としてはたらいている。

(b) H_2O_2 の酸素原子の酸化数は -1 である。

(c) 下線部 **(C)** の操作には，下の器具 ① ～ ⑤ のうち，②が最も適している。

(d) **イ**には同素体が存在し，**イ**もその同素体も常温，常圧で無色，無臭の気体である。

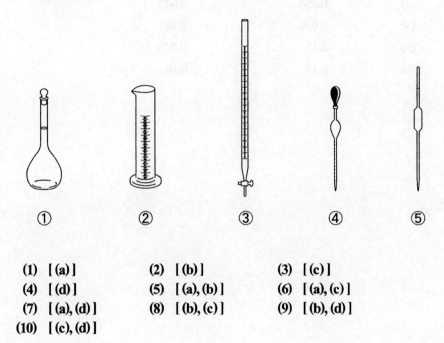

①	②	③	④	⑤

(1)　[(a)]　　　　　**(2)**　[(b)]　　　　　**(3)**　[(c)]

(4)　[(d)]　　　　　**(5)**　[(a), (b)]　　　**(6)**　[(a), (c)]

(7)　[(a), (d)]　　　**(8)**　[(b), (c)]　　　**(9)**　[(b), (d)]

(10)　[(c), (d)]

問13 **X** と **Y** のモル濃度〔**mol/L**〕の組み合わせとして，正しいものはどれか。

	X	Y
(1)	0.020	0.040
(2)	0.020	0.10
(3)	0.050	0.040
(4)	0.050	0.10
(5)	0.13	0.040
(6)	0.13	0.10

4　次の問い（**問14～問16**）に答えよ。　　　　　　（15点）

炭素棒を電極として，ヨウ化カリウム水溶液に **0.50 A** の直流電流を時間 t〔秒〕流したところ，陰極から **27 ℃**，**1.013×10^5 Pa** で **2.46×10^{-2} L** の気体が発生し，陽極にはヨウ素 m〔mg〕が生成した。

問14　流れた電気量〔C〕として，最も近い値を選べ。

マーク式解答欄　**14**

(1)　48　　　　(2)　97　　　　(3)　193　　　　(4)　290
(5)　386　　　(6)　579　　　(7)　772　　　　(8)　965

問15　電流を流した時間 t〔秒〕として，最も近い値を選べ。

マーク式解答欄　**15**

(1)　48　　　　(2)　97　　　　(3)　193　　　　(4)　290
(5)　386　　　(6)　579　　　(7)　772　　　　(8)　965

問16　生成したヨウ素の質量 m〔mg〕として，最も近い値を選べ。

マーク式解答欄　**16**

(1)　42　　　　(2)　64　　　　(3)　85　　　　(4)　127
(5)　191　　　(6)　254　　　(7)　381　　　　(8)　508

5　次の問い (**問17〜問20**) に答えよ。　　　　　　　　　(21点)

問17　一般式 C_nH_{2n} で表される鎖式炭化水素 **A** 7.0 g に適切な触媒の存在下，水素を完全に付加させると，水素は標準状態で **2.8 L** が必要であった。この炭化水素 **A** の異性体の数として正しいものはどれか。ただし，立体異性体 (幾何異性体，光学異性体) は互いに異なる化合物と数える。

マーク式解答欄　**17**

(1) 3　　(2) 4　　(3) 5　　(4) 6　　(5) 7　　(6) 8

問18　次の記述のうち，正しいもののみをすべて含む組み合わせはどれか。

マーク式解答欄　**18**

(a) ベンゼンとエチレンのいずれについても，その **2** つの水素原子を臭素原子に置換した化合物には，**3** 種の異性体が存在する。

(b) アラニンとグリセリンは，いずれも光学異性体をもつ。

(c) 乳酸とフルクトースの組成式は同じである。

(d) トルエンとナフタレンは，いずれもすべての原子が同一平面上にある。

(1)　[(a)]　　　　　(2)　[(b)]　　　　　(3)　[(c)]
(4)　[(d)]　　　　　(5)　[(a), (b)]　　　(6)　[(a), (c)]
(7)　[(a), (d)]　　　(8)　[(b), (c)]　　　(9)　[(b), (d)]
(10)　[(c), (d)]

問19　アニリンに関する次の記述のうち，正しいもののみをすべて含む組み合わせはどれか。

(a) 水には溶けにくいが，水酸化ナトリウム水溶液にはよく溶ける。

(b) ニトロベンゼンにスズと濃塩酸を加えて加熱した後，水酸化ナトリウム水溶液を加えると得られる。

(c) 無水酢酸と反応して，アミド結合を形成する。

(d) 純粋なものは室温で無色の液体であるが，空気中で放置すると徐々に褐色に変わる。

(1)　[(a), (b)]　　　　(2)　[(a), (c)]　　　　(3)　[(a), (d)]
(4)　[(b), (c)]　　　　(5)　[(b), (d)]　　　　(6)　[(c), (d)]
(7)　[(a), (b), (c)]　　(8)　[(a), (b), (d)]　　(9)　[(a), (c), (d)]
(10)　[(b), (c), (d)]

問20　次の有機化合物の反応のうち，主に置換反応が起こるもののみをすべて含む組み合わせはどれか。

(a) ベンゼンに，紫外線を照射しながら塩素を反応させる。

(b) ベンゼンに，ニッケルを触媒として高温・高圧で水素を反応させる。

(c) フェノールの水溶液に，室温で臭素水を反応させる。

(d) アセチレンに，硫酸水銀(II)を触媒として水を反応させる。

(1)　[(a)]　　　　(2)　[(b)]　　　　(3)　[(c)]
(4)　[(d)]　　　　(5)　[(a), (b)]　　(6)　[(a), (c)]
(7)　[(a), (d)]　　(8)　[(b), (c)]　　(9)　[(b), (d)]
(10)　[(c), (d)]

6　　次の記述を読んで，問い（**問21〜問25**）に答えよ。　　（22点）

1．化合物 **A〜C** は，分子式 C_7H_8O で表される芳香族化合物である。
2．化合物 **A〜C** をそれぞれ単体のナトリウムと反応させたところ，化合物 **A** と **B** からは水素が発生したが，化合物 **C** からは水素が発生しなかった。
3．化合物 **A** を穏やかに酸化すると，化合物 **D** が生成し，さらに酸化すると 化合物 **E** が生成した。化合物 **E** は，トルエンを過マンガン酸カリウムで酸化 しても得られた。
4．化合物 **B** のベンゼン環の水素原子の 1 つを臭素原子に置換した化合物には， 2 種類の異性体が存在する。
5．化合物 **F** は，分子式 $C_{12}H_{16}O_2$ で表される不斉炭素原子をもつ化合物で， 加水分解すると，化合物 **B** が得られた。

問21　化合物 **A, B, C, E** のうち，水酸化ナトリウム水溶液によく溶けるもの のみをすべて含む組み合わせはどれか。

マーク式解答欄　**21**

(1) A, B　　　　　(2) A, C　　　　　(3) A, E
(4) B, C　　　　　(5) B, E　　　　　(6) C, E
(7) A, B, C　　　　(8) A, B, E　　　　(9) A, C, E
(10) B, C, E

問22　化合物 **A, B, C** のうち，無水酢酸と反応してエステルを生成するもの のみをすべて含む組み合わせはどれか。

マーク式解答欄　**22**

(1) A　　　　　　(2) B　　　　　　(3) C
(4) A, B　　　　　(5) A, C　　　　　(6) B, C
(7) A, B, C

問23　化合物 **C** に関する次の記述のうち，正しいもののみをすべて含む組み合わせはどれか。

(a) ベンゼン環に**1**つの置換基をもつ。
(b) 不斉炭素原子をもつ。
(c) 塩化鉄 (Ⅲ) 水溶液を加えると，青紫～赤紫色を呈する。
(d) エーテル結合をもつ。

(1)　[(a), (b)]　　　(2)　[(a), (c)]　　　(3)　[(a), (d)]
(4)　[(b), (c)]　　　(5)　[(b), (d)]　　　(6)　[(c), (d)]
(7)　[(a), (b), (c)]　(8)　[(a), (b), (d)]　(9)　[(a), (c), (d)]
(10)　[(b), (c), (d)]

問24　化合物 **D** および **E** に関する次の記述のうち，正しいもののみをすべて含む組み合わせはどれか。

(a) 化合物 **D** は，ヨードホルム反応を示す。
(b) 化合物 **D** は，アンモニア性硝酸銀水溶液を還元する。
(c) 化合物 **E** は，炭酸ナトリウム水溶液と反応して二酸化炭素を発生する。
(d) 濃硫酸を触媒として，化合物 **E** とメタノールを反応させるとエステルが生成する。

(1)　[(a), (b)]　　　(2)　[(a), (c)]　　　(3)　[(a), (d)]
(4)　[(b), (c)]　　　(5)　[(b), (d)]　　　(6)　[(c), (d)]
(7)　[(a), (b), (c)]　(8)　[(a), (b), (d)]　(9)　[(a), (c), (d)]
(10)　[(b), (c), (d)]

問25 化合物 **F** の構造式として，最も適しているものはどれか。

(1) CH_3—⬡—$\overset{\displaystyle O}{\overset{\|}{C}}$-O-$CH_2$-$CH_2$-$CH_2$-$CH_3$

(2) CH_3—⬡—$\overset{\displaystyle O}{\overset{\|}{C}}$-O-$\underset{\underset{CH_3}{|}}{CH}$—$CH_2$-$CH_3$

(3) ⬡—$\overset{\displaystyle O}{\overset{\|}{C}}$-O-$CH_2$-$CH_2$-$CH_2$-$CH_3$ (CH_3 下)

(4) ⬡—$\overset{\displaystyle O}{\overset{\|}{C}}$-O-$CH_2$-$\underset{\underset{CH_3}{|}}{CH}$-$CH_3$ (CH_3 下)

(5) CH_3—⬡—O-$\overset{\displaystyle O}{\overset{\|}{C}}$-$\underset{\underset{CH_3}{|}}{CH}$-$CH_2$-$CH_3$

(6) CH_3—⬡—O-$\overset{\displaystyle O}{\overset{\|}{C}}$-$CH_2$-$\underset{\underset{CH_3}{|}}{CH}$-$CH_3$

(7) ⬡—O-$\overset{\displaystyle O}{\overset{\|}{C}}$-$CH_2$-$CH_2$-$CH_2$-$CH_3$ (CH_3 下)

(8) ⬡—O-$\overset{\displaystyle O}{\overset{\|}{C}}$-$CH_2$-$\underset{\underset{CH_3}{|}}{CH}$-$CH_3$ (CH_3 下)

(9) ⬡—CH_2-O-$\overset{\displaystyle O}{\overset{\|}{C}}$-$\underset{\underset{CH_3}{|}}{CH}$-$CH_2$-$CH_3$

(10) ⬡—$\underset{\underset{CH_3}{|}}{CH}$-O-$\overset{\displaystyle O}{\overset{\|}{C}}$-$CH_2$-$CH_2$-$CH_3$

英　語

解答　　27年度

1

〔解答〕
(1) 3　(2) 2　(3) 4　(4) 1　(5) 3
(6) 2　(7) 3　(8) 4　(9) 1　(10) 3
(11) 6　(12) 3　(13) 5　(14) 2　(15) 1
(16) 4　(17) 4　(18) 4　(19) 2　(20) 2

[選択肢の意味]
問1～4
　1. ゾウたちはマサイ族の男たちとの衝突で殺される
　2. 彼らがどのように反応するか
　3. 脅威と思われるものから離れる
　4. 人間という危険を理解すること
問5
　1. ～を探して　　　2. ～から判断して
　3. ～の理由で　　　3. ～に関しては

〔全訳〕
①　アフリカゾウは人間の言語の違いを区別して(A)脅威と見なしたものから離れることができるが、これは彼らが野生で生き残るためにとぎすましてきた技術であると、3月10日に研究者たちは言った。研究が示すところによると、ゾウは知性を持った動物であることはすでに知られているが、こと(B)人間という危険を理解することにかけては、以前考えられていたよりもはるかに洗練されているという。アフリカゾウは地球上でもっとも大きな陸上動物であり、生息地が減り、象牙を狙って違法な狩りをされることから、被害を受けやすい種であると考えられている。

②　米科学アカデミー紀要のあるリポートによると、研究者たちはケニアのアンボセリ国立公園で人間の声の録音をゾウたちに聞かせて、(C)彼らがどのように反応するかを調べた。声のひとつは地元のマサイ族の男たちの声であるが、これは牛の群れを見張り、時々水場や草を食べる場所をめぐってゾウたちと争いになる集団である。時には(D)ゾウたちがマサイ族の男たちとの衝突で殺されることもあり、その逆もまたある。

[1]　しかし、女性たちや男の子たちや、カンバ族の成人男性たちの声を聞いたときには、ゾウたちは関心を示さなかった。

[2]　別の録音音声はカンバ族の男たちの声であったが、彼らは農民や国立公園の職員であることが多く、ゾウにとって危険を体現することはめったにない。

[3]　ゾウに試されたさらに別の音声は、マサイ族の女性たちの声や小さい男の子たちの声であった。すべての声が「見て、あそこを見て、ゾウの群れがやって来る。」という同じ内容の言葉を言っていた。

[4]　ゾウたちはマサイ族の成人男性たちの声を聞くと、多くの場合、体を寄せ合い、調べるように鼻でくんくん嗅ぎ始め、用心しながらその場を立ち去った。

③　「同じ内容をそれぞれの言葉でしゃべっているマサイ族の男たちとカンバ族の男たちを区別することができるということは、ゾウたちが異なる言語を識別できるということだ。」と、共著者のサセックス大学心理学客員研究者グレイム・シャンノンは言った。これは言葉の意味を理解するのと同じではなく、ゾウたちがより単調なリズムのマサイ語を、おそらくは抑揚や母音の使用などの手がかりを基にして、カンバ語と区別して理解することができることを示している。

④　「ゾウたちがやっていることは非常に洗練されている。」と、自然保護生物学者であり、アンボセリゾウ研究プロジェクトの科学顧問委員会のメンバーであるキース・リンゼイは言った。「多くの動物は人間からもたらされる一般的な脅威に反応して逃げるだろうが、利口な動物はそうはしない。」「マサイの男たちが(1)話しているのを聞いた時のゾウたちの反応は、用心して立ち去ることであって、ひどく怯えて走って逃げることではなかった。」と、リンゼイはつけ加えた。彼は研究には(2)参加していなかった。「これは、ゾウたちは考えることができること、マサイの男たちが話しているのなら(4)狩りにはこないだろう、なぜなら狩りをするときには無言だろうからと、ゾウたちが認識できることを(3)意味している。」

⑤　中心に年嵩の首領格のメスゾウがいるゾウの群れは、さまざまな声からもたらされる脅威を評価し、動物の行動において当然とされている学習の役割をさらに強化することに最も長けていた。ゾウはまた、以前の研究で明らかにされたように、ライオンの声の録音が流された時の行動は今回と同じではなかった。その場合ゾウたちは、若いゾウたち—ライオンの攻撃の危険にもっともさらされるものたち—が真ん中になるように一団になって、ライオンを脅して追い払うかのように、声のする方へ動いて行ったのだった。

⑥　人間を認識することにかけて能力があるのはなにもゾウだけではない。別の研究が示すところでは、ブラジルにいる野生のバンドウイルカは人間と非常に親しくなっているので、職人的技量をもった漁師たちと協力して漁をしている。大型類人猿、カラス、さらにはプレーリードッグさえも、あるレベルで人間どうしを区別していることがわかっている。

⑦　先月雑誌「PLOS ONE」に発表された別の研究は、ゾウたちは人間が近くにいるときの特定の警戒の声さえ持っていると明らかにし、人間とゾウとの関係は問題の生じる地点に達していること、保護のための努力が今までにも増して重要になっていることを示唆している。「私たちはゾウの公然の敵になってしまった。」と、エモリー大学の動物の知性の専門家ローリ・マリーノは言った。「彼らは私たちの間になんらかの区別をつけることができるだけでなく、私たちは今では

ゾウたちから見て用心すべき動物種の中に入れられている。」

❷

〔解答〕

(21) 1　(22) 2　(23) 2　(24) 4　(25) 3
(26) 4　(27) 3　(28) 2　(29) 3　(30) 5
(31) 4　(32) 2　(33) 3　(34) 4

〔解法のヒント〕

問21　選択肢の意味
1. テストでは最初の答えを変えないほうがよい。
2. 学生は最初の答えを、正しいかもしれないと思う答えに変えるべきである。
3. 最初の答えに固執することはテストの点数を下げるだろう。
4. 私たちは最初の印象に強く影響される。

問27～28　完成した英文は

The fact that <u>that isn't true is very surprising to a lot of</u> people.

問29　選択肢の意味
1. 何かあるいは他の人々に対する怒りの感情
2. 何かあるいは他の人々に向かう愛の感情
3. なされたことへの悲しみの感情
4. 人々がやったことへの満足の感情

問30～31　完成した英文は

We <u>would rather err by failing to act.</u>

〔全訳〕

① 私たちは正しいものであれ間違ったものであれ、最初の印象に強く影響をうけることを知っている。たとえばあなたは、テストを受けて答えを選び、それからそれを変えようかと考え、でも変えなかったことがあるだろうか。あったとして、それはあなただけではない。ほとんどの人は最初の答えに固執する傾向にある。たとえば大学生4人中の3人が、テストで最初の答えにしがみつくほうが、正しいかもしれないと思う答えに変えるよりもいいと思っている。多くの大学教授もこのように考えている。ある調査では、答えを変えることで学生の点数が良くなると思うと言った教授は、16パーセントしかなかった。ほとんどが、そうすることはおそらくテストの点数を下げることになるだろうと考えていた。受験産業の人たちで(1)<u>さえ</u>、そう思っているようだ。たとえば「バロンのSAT対策」は「方策No.12」で、気まぐれに答えを変えないよう学生に忠告している。「そのような場合、たいてい学生は正しい答えを間違った答えに変える。」

② (2)<u>しかし</u>、現実にはよくあることだが、大多数の人は誤っている。答えを変えることに関する70年以上におよぶ研究は、答えの変更のほとんどは間違いから正しいものへの変更であり、テストで答えを変えた人々のほとんどは点数が上がることを示している。これは、選択問題でも正誤問題でも、タイムを計った問題でもそうでないものでも、テストの種類に(3)<u>関係なく</u>あてはまる。ある包括的な再検討が、答えを変え

ることに関する33の研究論文を調べた。この中には、答えを変えたことによって平均して損害を被った受験者の例はなかった。

③ それでもなお、最初の答えに固執する神話は今日にいたるまで続いている。答えを変えることに関する調査研究を知らされた後でさえ、学生たちは(5)<u>まだ</u>最初の答えに固執する傾向にある。

④ 「それが本当でないという事実は多くの人々にとって大きな驚きだ。」と、ニューヨーク大学スターンビジネス学部の教授で、人々の最初の直感を広く研究してきたジャスティン・クルーガーは言っている。「それは教育者や学生や受験者自身にとって本当に直感に反することなのだ。人々は大体においてこのような、一般的ルールとして最初の直感に固執すべきだという素人考えを持っている。そして、真相を言えば、それを支える証拠は多くはないということだ。」

⑤ 支える証拠を次第にふやしているものが、決定を下す際に感情、特に後悔の感情によって担われる微妙だが影響力のある役割である。私たちはみんな、後悔する結果を生み出した状況に直面したことがある。うまくいかない結婚、ろくでもない車、処分できなかった不動産。自分がした選択がより大きな後悔を生むこともある。後悔の程度の差が、私たちがなぜ最初の直感に強く執着するのかを説明するのに役立つ。

⑥ 一般的法則として、人々はやらなかったことに責任を感じるよりも、やったことにより強く責任を感じる。私たちが何かにおいて間違いそうなら、<u>むしろ行動しないことによって間違う方がいい</u>。なぜかというと、私たちは行動しないことを受け身の出来事とみなす傾向にあるからだ。自分はなにもしなかったんだ。そして自分は何もしなかったのだから、後の結果に責任を感じることがより少ない。このことは、クルーガーとそのチームによって行われた一連の実験で明らかにされた。彼らは1600人以上の大学生のテスト受験行動を調べた。驚くことではないが、彼らが発見したのは、彼らより前の研究者が発見していたことと同じだった。答えを変えた受験者たちはたいてい点数が上がった。実際、すべての変更された答えを数えて分析してみると、間違いから正解に変えた数のほうが、正解から間違いに変えた数より2対1の差で多かった。

⑦ しかしもっと重要なのが、学生たちが追跡の面接で明らかにしたことだった。正解を間違いに変えたのかもしれないと思う方が、間違いを正解に変えそこなったかもしれないと思うよりも、はるかに大きな後悔の気持ちにさせられるというものだ。要するに、たとえいずれの場合も(5)<u>間違いの答えになるとしても</u>、何かをするより何もしないことの方が、後悔が少ないのである。

❸

〔解答〕

(35) 4　(36) 1　(37) 6　(38) 7　(39) 3
(40) 1　(41) 6　(42) 1

[完成した英文]

問 35 ～ 42

Some of the "medical" drinks can only be sold in pharmacies.

(「医薬品」飲料の中には、薬局でしか販売できないものもある。)

問 37 ～ 38

Taurine is supposed to change fat to energy at a faster rate.

(タウリンは速い速度で脂肪をエネルギーに変換するとされている。)

問 39 ～ 40

This helps samurai-workers stay awake to do hours of overtime every day.

(これは日本の企業戦士たちが、毎晩、眠らずに何時間も残業するのに役立っている。)

問 41 ～ 42

No one has come up with an energy drink to reduce that risk yet.

(過労死のリスクを軽減するエネルギー補給ドリンクは、まだだれも発明していない。)

4

〔解答〕

(43) 6   (44) 2   (45) 2   (46) 8   (47) 6

(48) 4   (49) 1   (50) 8

[完成した英文]

1. They put a great deal of effort into collecting works of art.

2. Through the diaries he left it was possible to see how his emotions had changed.

3. With the change of this health care system, medical expenses of the aged will increase rapidly.

化　学

解答

27年度

1

〔解答〕

問1　(6)　　問2　(7)　　問3　(8)　　問4　(3)
問5　(7)　　問6　(3)

〔出題者が求めたポイント〕

原子の構造，イオン半径，結晶の分類，沈殿・アルミニウムなどを中心とした無機物質の知識・反応

〔解答のプロセス〕

問1　a：誤：質量数1の水素$^1_1$H だけは原子核中に中性子をもたない。

b：誤：質量数の異なる原子どうしを同位体といい，陽子数・電子数は等しいが中性子数が異なる。

c：正：電子式：$\overset{\cdots}{\underset{\cdots}{B}}\,\overset{\cdots}{\underset{\cdots}{N}}$

d：正：同じ電子配置のイオンでは，原子番号が大きいほど陽子数が多いため原子核の正電荷が大きく，電子を引きつけるクーロン力も大きいので，イオン半径は小さくなる。

問2　a：正：イ(He)，オ(Ne)，ケ(Ar)のうち分子量の小さい He が最も沸点が低くなる。

b：誤：カの単体であるリン P(黄リン，赤リン)は固体。エの単体 O_2 とクの単体 Cl_2 は気体。

c：誤：各水素化合物は，ウ：NH_3(塩基性)，キ：H_2S(酸性)，コ：HBr(酸性)。

d：正：斜線区分を遷移元素といい，すべて金属元素である。

問3　a：正：$Mg + 2HCl \longrightarrow MgCl_2 + H_2\uparrow$

b：正：溶解熱(希釈熱)が大きい。

c：誤：希硝酸，濃硝酸ともに強い酸化作用を示す。

d：正：$P_4O_{10} + 6H_2O \longrightarrow 4H_3PO_4$

問4　情報1より，Pb^{2+} を加えて生じる沈殿は，$PbSO_4$(白色)，$PbCrO_4$(黄色)，$PbCl_2$(白色)。よって，沈殿の色から水溶液 C が K_2CrO_4 とわかる。情報2より，Ba^{2+} 加えて生じる沈殿は，$BaSO_4$(白色)，$BaCrO_4$(黄色)。よって，水溶液 A が H_2SO_4，残った B が HCl。

a：誤：Cu^{2+} は SO_4^{2-} と沈殿をつくらない。

b：誤：Ca^{2+} は Cl^- と沈殿をつくらない。

c：正：Ag_2CrO_4(赤褐色)の沈殿を生じる。

問5　a：正：ボーキサイト($Al_2O_3 \cdot nH_2O$)を NaOH で溶かし加熱することで純粋な Al_2O_3(アルミナ：化合物ア)を得る。不純物として Cr の酸化物を含んだものをルビー，Fe や Ti の酸化物を含んだものをサファイアという。

b：正：陰極で $Al^{3+} + 3e^- \longrightarrow Al$ の反応がおこる。

c：正：②の反応：$2Al + 6HCl \longrightarrow 2AlCl_3 + 3H_2\uparrow$

③の反応：$2Al + 2NaOH + 6H_2O$
$\longrightarrow 2Na[Al(OH)_4] + 3H_2\uparrow$

d：誤：錯イオン $[Al(OH)_4]^-$ を含む水溶液は無色透明。

問6　(b)KI はイオン結晶，(e)SiO_2 は共有結合の結晶，(f)Al は金属結晶である。

2

〔解答〕

問7　(6)　　問8　(5)　　問9　(5)　　問10　(2)

〔出題者が求めたポイント〕

濃度計算，固体の溶解度，溶解熱と比熱の計算，滴定曲線を利用した pH 計算

〔解答のプロセス〕

問7　5.0mol/L 水溶液に含まれる A(溶質)の質量と，15%の水溶液に含まれる A の質量が等しいことから考える。必要な 5.0mol/L 水溶液を xmL とおくと，

$$5.0 \times \underset{A(mol)}{\underline{\frac{x}{1000}}} \times \underset{A(g)}{M} = 200 \times 1.0 \times \underset{Aの水溶液(g)}{\underline{\frac{15}{100}}}$$

$$\therefore \quad x = \frac{6000}{M} \text{ (mL)}$$

問8　60℃の KNO_3 飽和水溶液 100 g 中に溶解している KNO_3(溶質)は，

$$100 \times \frac{110}{100 + 110} = 100 \times \frac{110}{210} \text{(g)}$$

同様に水(溶媒)は，$100 \times \frac{100}{210}$(g)

35℃ に冷却し，KNO_3 が 30 g 析出したので，残りの溶液は 35℃ の飽和水溶液となっている。よって，35℃の溶解度を S(g/100 g 水)とすると，

$$\frac{溶質}{溶媒} = \frac{100 \times \frac{110}{210} - 30}{100 \times \frac{100}{210}} = \frac{S}{100}$$

$$\therefore S = 47 \text{(g/100 g 水)}$$

問9　NaOH(式量40)$\frac{8.0}{40} = 0.20$(mol)分の溶解熱により，NaOHaq 500 g が Δt(K)上昇したとすると，
$Q = c \times m \times \Delta t$ より，

$$\underset{発生した溶解熱(kJ)}{\underline{45 \times 0.20}} = \underset{温度上昇に必要な熱(J)}{\underline{4.2 \times 500 \times \Delta t \times 10^{-3}}}$$

$$\therefore \Delta t = 4.28\cdots \fallingdotseq 4.3 \text{(K)}$$

よって，到達する温度は
$T = 25.0 + 4.3 = 29.3$(℃)

問10　a：正：カルボン酸は弱酸なので，

$C = 0.10$(mol/L)水溶液の $[H^+]$ は $[H^+] = \sqrt{C \cdot Ka}$。
また，図より滴定前の pH が 3.0 より

$$[H^+] = 1.0 \times 10^{-3}(mol/L)$$
$$\therefore \quad [H^+] = \sqrt{0.10 \times Ka} = 1.0 \times 10^{-3}$$
$$Ka = 1.0 \times 10^{-5}(mol/L)$$

b：誤：A 点は中和に必要な量(NaOHaq 50 mL)のちょうど半分を加えた点なので，緩衝溶液となっている。つまり，R-COOH と R-COONa が等モル存在する溶液なので[R-COOH]＝[R-COO⁻]が成立。

$$\therefore \quad [H^+] = \frac{[\text{R-COOH}]}{[\text{R-COO}^-]} Ka = Ka = 1.0 \times 10^{-5}(mol/L)$$

よって，pH＝5.0。

c：正：中和点である B 点では，中和により生じた R-COONa が加水分解反応し，塩基性を示す。このとき，

$$[\text{R-COONa}] = \frac{0.10 \times \frac{50}{1000}(mol)}{\frac{50+50}{1000}(L)} = 0.050(mol/L)$$

よって，

$$[H^+] = \sqrt{\frac{Ka \times K_W}{[\text{R-COONa}]}} = \sqrt{\frac{1.0 \times 10^{-5} \times 1.0 \times 10^{-14}}{0.050}}$$
$$= \sqrt{2} \times 10^{-9}(mol/L)$$
$$\therefore \quad pH = 9 - \log_{10}\sqrt{2} = 8.85$$

d：誤：緩衝作用を示すのは，弱酸とその塩または弱塩基とその塩の混合溶液である。(図の A 点前後)
C の範囲で pH 変化がほとんど見られないのは，中和点を超えて過剰の NaOHaq を加えているので，加えた NaOHaq と等しい濃度の 0.10 mol/L(約 pH13)に近づいていくからである。

❸
〔解答〕
問 11　(4)　　問 12　(2)　　問 13　(2)
〔出題者が求めたポイント〕
酸化還元滴定に関する知識・計算
〔解答のプロセス〕
問 11　a：誤：KMnO₄ は酸化剤，(COOH)₂ は還元剤として代表的な物質である。
　b：誤：希硫酸は KMnO₄ を酸性条件ではたらかせるために加える物質で，酸化還元反応をおこさない。一方，希塩酸は還元剤として，希硝酸は酸化剤としてはたらいてしまうので，KMnO₄ と(COOH)₂ との定量性が失われてしまう。
　c：誤：KMnO₄ から生じた MnO₄⁻ が赤紫色を示すイオンで，Mn²⁺ はほぼ無色(淡赤色)。(COOH)₂ と反応がおこっているうちは，Mn²⁺ が生じ，色が消失するが，滴定終点を過ぎ，過剰に KMnO₄ を加えたとき，溶液が着色する。
　d：正：㋐は CO₂ である。CO₂ は直線形の三原子分子で無極性分子である。
問 12　a：誤：H₂O₂ は酸化剤・還元剤どちらにもはたらく物質であるが，実験Ⅱでは，強い酸化剤である KMnO₄ との反応なので，還元剤としてはたらく。

b：正
c：誤：一定量の液体を正確にはかりとる器具はホールピペット(器具⑤)。
d：誤：(イ)は O₂ である。O₂ は無色・無臭の気体だが，その同素体であるオゾン O₃ は淡青色・特異臭の気体である。

問 13　(COOH)₂・2H₂O(式量126)は $\frac{0.252}{126} = 0.0020(mol)$ あるので，含まれる(COOH)₂ も 0.0020(mol)である。(COOH)₂ は 2 価の還元剤，KMnO₄ は 5 価の酸化剤なので，KMnO₄aq を x mol/L とすると，

$$\underbrace{0.0020 \times 2}_{\substack{(\text{COOH})_2 \text{が放出} \\ \text{した } e^-(mol)}} = \underbrace{x \times \frac{40}{1000} \times 5}_{\substack{KMnO_4 \text{がうばった} \\ e^-(mol)}}$$

$$x = 0.020(mol/L)$$

同様に，H₂O₂aq を y mol/L とすると，

$$y \times \frac{10}{1000} \times 2 = 0.020 \times \frac{20}{1000} \times 5$$
$$y = 0.10(mol/L)$$

❹
〔解答〕
問 14　(3)　　問 15　(5)　　問 16　(6)
〔出題者が求めたポイント〕
電気分解の反応・計算
〔解答のプロセス〕
おこる反応は次のとおり。
　(陰極) $2H_2O + 2e^- \longrightarrow H_2\uparrow + 2OH^-$
　(陽極) $2I^- \longrightarrow I_2 + 2e^-$
問 14　陰極から発生した H₂ の物質量を n mol とすると，
$$1.013 \times 10^5 \times 2.46 \times 10^{-2} = n \times 8.3 \times 10^3 \times 300$$
$$n \fallingdotseq 1.0 \times 10^{-3}(mol)$$
よって，陰極の反応の係数比より，流れた電子は
$$1.0 \times 10^{-3} \times 2 = 2.0 \times 10^{-3}(mol)$$
なので，流れた電気量は
$$2.0 \times 10^{-3} \times 9.65 \times 10^4 = 193(C)$$
問 15　電気量(C)＝電流(A)×時間(s)なので，
$$0.50 \times t = 193 \qquad t = 386(秒)$$
問 16　陰極と陽極に流れた電子は等しいので，陽極の反応の係数比より

$$m = \underbrace{2.0 \times 10^{-3}}_{e^-(mol)} \times \underbrace{\frac{1}{2}}_{I_2(mol)} \times \underbrace{254}_{I_2(g)} \times 10^3 = 254 \text{ (mg)}$$

❺
〔解答〕
問 17　(2)または(4)　(大学発表の別紙あり)
問 18　(6)　　問 19　⑽　　問 20　(3)

〔出題者が求めたポイント〕

脂肪族化合物・芳香族化合物全般に関する知識・計算

〔解答のプロセス〕

問17　C_nH_{2n} の一般式をもつ化合物はアルケンまたはシクロアルカンである。A は鎖式炭化水素なので，アルケンとわかる。よって，アルケン 1 mol は H_2 1 mol と付加反応をおこすから，A の分子量を M とすると，

$$\frac{7.0}{M} : \frac{2.8}{22.4} = 1 : 1 \quad \therefore \quad M = 56$$

$$M = 12n + 2n = 14n = 56 \ \text{より}, \ n = 4$$

以上から，A は分子式 C_4H_8。

アルケンのみ考えると，次の4つの異性体がある。

$CH_2=CH-CH_2-CH_3$ （1－ブテン）

（シス－2－ブテン）

（トランス－2－ブテン）

$CH_2=C$ （メチルプロペン）

シクロアルカンも考えるとさらに次の2つがある。

問18　a：正：ベンゼンの二置換体は次の3つ。

エチレンの置換体は次の3つ。（出題が「構造異性体」と限定していないので，幾何異性体も区別することに注意。）

b：誤：グリセリンには不斉炭素原子 C^* はない。

$CH_3-C^*-NH_2$ （アラニン）　CH_2-OH ／ $CH-OH$ ／ CH_2-OH （グリセリン）
|
COOH

c：正：乳酸の構造式　CH_3-C^*-OH
|
COOH

分子式 $C_3H_6O_3$ より組成式 CH_2O。フルクトースは単糖類で，分子式 $C_6H_{12}O_6$。よって組成式 CH_2O。

d：誤：ベンゼン環の炭素およびそれに直接結合する原子は同一平面上にあるが，トルエンのメチル基の水素原子は同一平面上にないものもある。

問19　a：誤：アニリンは水に溶けにくい油状の塩基性化合物なので，強塩基の NaOHaq にも溶けない。

b：正：ニトロベンゼンを Sn で還元する。

c：正：アミノ基 $-NH_2$ の H 原子は無水酢酸によりアセチル基に置換（アセチル化）。できた結合 $-C-N-$（O，H）をアミド結合という。

d：正：アニリン自体は無色だが，空気中で酸化され，褐色となる。

問20　a：付加反応により，ヘキサクロロシクロヘキサンが生成。

b：付加反応により，シクロヘキサンが生成。

c：ハロゲン化（置換反応）により，2，4，6－トリブロモフェノールが生成。

d：付加反応により，アセトアルデヒドが生成。

6

〔解答〕

問21　(5)　　　問22　(4)　　　問23　(3)　　　問24　(10)
問25　(5)

〔出題者が求めたポイント〕

芳香族化合物の構造決定

〔解答のプロセス〕

分子式 C_7H_8O で表される化合物は次の5つ。

① CH_2-OH 　② CH_3（OH）　③ CH_3（OH）

④ CH_3（OH）　⑤ $O-CH_3$

2 の記述より，Na と反応しないのは -OH 基をもたない⑤のみ。よって，これが化合物 C。

3 の記述より，トルエンの酸化で得られる E は安息香酸。よって，化合物 A は①のベンジルアルコールと決まる。

A　CH_2-OH　→（酸化）　D　$C-H$（O）（ベンズアルデヒド）

→（酸化）　E　$COOH$

化合物 B は残った②～④のいずれか。4 の記述より，ベンゼン環の水素原子の1つを臭素原子で置換するとき生成する異性体の数は次図の↑の数となる。

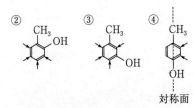

②③④

対称面

よって，異性体が2種類存在する④が化合物 B。

問21　NaOHaq によく溶けるのは酸性物質の
B(フェノール類)と E(カルボン酸)。

問22　無水酢酸と反応してエステルを生成するのは
-OH 基をもつ化合物。よって，A と B。

問23　a：正　　b：誤
c：誤：FeCl₃aq で呈色するのはフェノール類。
d：正

問24　a：誤：ヨードホルム反応を示す化合物は，

$$CH_3-\underset{\underset{O}{\|}}{C}-の構造をもつ。$$

b：正：アルデヒド基には還元性がある。
c：正：Na_2CO_3 は $NaHCO_3$ より強い塩基なので，カルボン酸 R-COOH と二段階で反応する。

$$Na_2CO_3 + 2R\text{-}COOH$$
$$\longrightarrow 2R\text{-}COONa + H_2O + CO_2\uparrow$$

d：正

問25　5 の記述より，F は加水分解することからエステルである。

$$\underset{\boxed{F}}{C_{12}H_{16}O_2} + H_2O \longrightarrow \underset{\boxed{B}}{C_7H_8O} + C_5H_{10}O_2$$

加水分解により得られた分子式 $C_5H_{10}O_2$ の化合物は不斉炭素原子 C* をもつカルボン酸とわかるので，

$$CH_3-CH_2-\underset{\overset{|}{CH_3}}{C}{}^{*}H-\underset{\underset{O}{\|}}{C}-OH$$

と決まる。

神戸薬科大学　薬学部(推薦)入試問題と解答

令和 2 年 5 月 20 日　初　版第 1 刷発行
令和 2 年 6 月 4 日　第二版第 1 刷発行
令和 2 年 10 月 22 日　第三版第 1 刷発行

編　集　みすず学苑中央教育研究所
発行所　株式会社ミスズ　　　　　　　　　　定価　本体 3,000 円＋税
　　　　〒167－0053
　　　　東京都杉並区西荻南 2 丁目 17 番 8 号
　　　　　　　　ミスズビル 1 階
　　　　電　話　03(5941) 2924 (代)
印刷所　タカセ株式会社

●本シリーズ掲載の入試問題について、万一、掲載許可手続きに遺漏や不備があると思われるものがありましたら、当社までお知らせ下さい。
●乱丁・落丁等につきましてはお取り替えいたします。
●本書の内容についてのお問合せは、具体的な質問内容を明記のうえ、ハガキ・封書を当社宛にお送りいただくか、もしくは下記のアドレスまでお問合せ願います。
〈 お問合せ用アドレス：https://www.examination.jp/contact/ 〉